Schizophrenien

Daniel Hell
Daniel Schüpbach

Schizophrenien

Ein Ratgeber für Patienten und Angehörige

5., vollständig überarbeitete Auflage

Mit 9 Abbildungen und 2 Tabellen

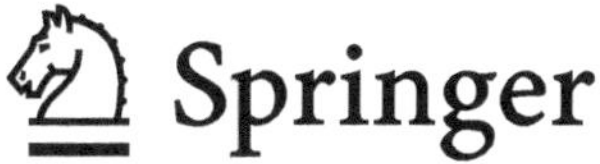

Daniel Hell
Privatklinik Hohenegg
Meilen
Schweiz

Daniel Schüpbach
Klinikum am Weissenhof
Weinsberg
Deutschland

ISBN 978-3-662-48931-4 ISBN 978-3-662-48932-1 (ebook)
DOI 10.1007/978-3-662-48932-1

Die Deutsche Nationalbibliothek verzeichnet diese Publikation in der Deutschen Nationalbibliografie; detaillierte bibliografische Daten sind im Internet über http://dnb.d-nb.de abrufbar.

Springer

Umschlaggestaltung: deblik Berlin
Fotonachweis Umschlag: © Minerva Studio / fotolia.com

Gedruckt auf säurefreiem und chlorfrei gebleichtem Papier

Springer ist Teil von Springer Nature
Die eingetragene Gesellschaft ist Springer-Verlag GmbH Berlin Heidelberg

Vorwort zur 5. Auflage

Seit der letzten Auflage dieses Buches hat sich manches in der Schizophrenielehre weiterentwickelt. So hat die Behandlung durch medikamentöse und psychotherapeutische Entwicklungen einige Veränderungen erfahren und es sind neue Untersuchungstechniken hinzugekommen. Diese und weitere Veränderungen sind in der Neuauflage berücksichtigt worden. Insbesondere die Kapitel über die Ursachen und die Therapiemöglichkeiten sind erweitert und zum Teil neu gefasst worden. Auch die anderen Kapitel wurden durchgehend aktualisiert.

Das Buch ist weiterhin einem integrativen Ansatz verpflichtet. Die biologischen, psychologischen und sozialen Aspekte werden ausgewogen berücksichtigt. Statt vieler theoretischer Überlegungen werden vor allem praktische Herausforderungen behandelt. Dabei kommt – neben wissenschaftlichen Befunden – auch die Selbsterfahrung betroffener Personen nicht zu kurz.

Veränderungen haben sich auch bezüglich des Arbeitsortes der Autoren ergeben. Beide haben zwischenzeitlich die Psychiatrische Universitätsklink Zürich, wo der eine als Direktor (D.H.), der andere als leitender Arzt (D.S) arbeiteten, verlassen. Daniel Hell wurde 2009 als Professor für klinische Psychiatrie der Universität Zürich emeritiert und arbeitet seitdem an der Privatklinik Hohenegg in Meilen weiter. Daniel Schüpbach wurde 2015 zum Chefarzt am Klinikum Weissenhof in Deutschland gewählt.

Großer Dank gilt dem Springer Verlag, insbesondere Frau Monika Radecki, die diese 5. Auflage ermöglicht und so schön gestaltet hat. Wir danken zudem den Mitarbeiterinnen von Springer Sigrid Janke und Bettina Arndt (externes Lektorat) für die professionelle Begleitung des Buches.

Daniel Hell und Daniel Schüpbach
Meilen/Weinsberg, im September 2015

Über die Autoren

Prof. em. Dr. med. Daniel Hell

Daniel Hell studierte Medizin in Basel und Zürich. Nach Weiterbildungs- und Forschungsjahren an verschiedenen Kliniken habilitierte er sich 1982 an der Universität Zürich mit einer Vergleichsstudie über „Ehen depressiver und schizophrener Menschen". Von 1984 bis 1991 war er Chefarzt der psychiatrischen Klinik in Schaffhausen, die er zum ersten Psychiatriezentrum der Schweiz mit durchgehender ambulanter und stationärer Behandlung umwandelte. 1991 wurde Hell zum ärztlichen Direktor der Psychiatrischen Universitätsklinik Zürich (PUK) und zum ordentlichen Professor für Psychiatrie der Universität Zürich berufen. Hier förderte er ambulante und teilstationäre Angebote, öffnete vorher geschlossene Stationen und bildete gemeindenahe Behandlungsschwerpunkte. Nach der Emeritierung 2009 wechselte er an die Privatklinik Hohenegg in Meilen/ZH.

Bekannt wurde Hell einer breiteren Öffentlichkeit durch seine Medienbeiträge und Sachbücher, die teilweise in 8 Sprachen übersetzt sind. Heute engagiert er sich besonders für psychisch schwerer kranke und randständige Menschen.

Privat-Dozent Dr. med. Daniel Schüpbach

Daniel Schüpbach absolvierte nach Schulen in Bern und dem Studium der Humanmedizin an der Universität Bern seine Weiterbildung zum Facharzt für Psychiatrie und Psychotherapie an den Universitären Psychiatrischen Diensten Bern. Nach einem USA-Aufenthalt als Research Fellow am Western Psychiatric Institute and Clinic in Pittsburgh wurde er Oberarzt und schließlich Leitender Arzt an der Psychiatrischen Universitätsklinik Zürich, wo er zuletzt das Zentrum für Akute Psychiatrische Erkrankungen leitete. Er habilitierte sich an der Universität Zürich für das Fach Psychiatrie mit Arbeiten zu Verlaufsformen der Schizophrenien. Seit 2015 leitet er als Chefarzt die Klinik für Allgemeine Psychiatrie und Psychotherapie West des Klinikums am Weissenhof bei Heilbronn. Die Schwerpunkte seiner Tätigkeit sind Akut- und Notfallpsychiatrie, Verlaufsformen der Schizophrenien und neurophysiologische Forschung.

Inhaltsverzeichnis

Einleitung

D. Hell, D. Schüpbach *Schizophrenien*,
DOI 10.1007/978-3-662-48932-1_1

1.1 Was will dieses Buch?

Ziel des Buches

In der Zusammenarbeit mit Schizophreniekranken und ihren Angehörigen haben wir die Erfahrung gemacht, dass ein großes Informationsbedürfnis über Entstehung, Behandlung und Verlauf schizophrener Erkrankungen besteht. Viele Betroffene stehen einem Geschehen gegenüber, das sie verunsichert. Sie suchen nach Klarheit und möchten verstehen, was geschieht. Nicht selten erleben sie diese Suche als eine Art Odyssee: Wen können sie fragen, wer kann ihnen Auskunft geben, wer hat genügend Zeit, die Probleme anzuhören, und wer kann ihnen Lösungsmöglichkeiten aufzeigen?

Informationsnotstand

Eine leicht zugängliche Informationsquelle ist heute das Internet. Es hat sich in den letzten Jahren auch für psychiatrische Fragen etabliert. Die Informationsfülle im Internet ist sehr groß, indes von unterschiedlicher Qualität. Dank zahlreichen technischen Erfindungen wie Smartphones oder Tablets und portablen oder öffentlich zugänglichen Computern steht dieses Medium fast überall zur Verfügung. Auch wurden psychiatrische Therapiemethoden entwickelt, welche via Internet realisiert werden können. Für psychische Erkrankungen finden sich mobile Anwendungen (sog. „Apps"), welche auf das jeweilige Störungsbild zugeschnitten sind. Zum Beispiel können damit Stimmung, Medikamenteneinnahme und Aktivitätsgrad erfasst werden. Auf den ersten Blick also ein Füllhorn von nützlichen Eigenschaften.

Internet

Jedoch mehren sich Stimmen, welche auf die bedenklichen Seiten des Internets hinweisen. Wenn keine gute Auswahl aus der Informationsfülle – auch zum Thema Schizophrenien – getroffen wird, kann die Information zur Desinformation mit schädlichen Folgen werden. Man muss nicht so weit gehen, das Internet in Zusammenhang mit Oberflächlichkeit, ja mit digitaler Demenz zu bringen, weil es – so die These eines bekannten Psychiaters (Spitzer 2012) – mit der Zeit zu einer Einschränkung des Denkvermögens und zu einer Verarmung der zwischenmenschlichen Beziehungen führe. Wichtiger scheint uns die Gefahr der Verkürzung der Problematik auf wenige Aspekte zu sein, die im Moment besondere Aufmerksamkeit bekommen. Denn auch das Internet kennt Aktualitäten und Modeströmungen.

Ein anderer Aspekt verdient insbesondere Beachtung, wenn Auskünfte per Internet gegeben oder mit diesem Medium Therapien durchgeführt werden. Denn das Internet bietet keine absolute Sicherheit vor externen Zugriffen. Der Datenschutz ist aber gerade in der Psychiatrie sehr wichtig. Deshalb ist bei Verwendung des Internets eine gewisse Vorsicht geboten. „Man" kann mit Internet jeden überwachen, auch wenn die düstere Utopie von George Orwells Roman „1984" (Orwell, Originalausgabe 1949, aktuelle Ausgabe 2008) gemäß den Enthüllungen eines ehemaligen Geheimdienstmitarbeiters der USA (Greenwald 2014) erst teilweise für bestimmte Personengruppen

Realität geworden ist. Die Zukunft wird hoffentlich besser zeigen, welchen Wert das Internet und die dazugehörigen Technologien für den Umgang mit psychiatrischen Erkrankungen wirklich haben.

Leitlinien

Eine weitere Neuerung betrifft die Publikation von offiziellen medizinischen Empfehlungen im Internet, insbesondere von sog. Behandlungsrichtlinien (Englisch: Treatment Guidelines), die die therapeutische Praxis von Schizophreniekranken verändert haben. In ► Kap. 5 dieses Ratgebers gehen wir näher darauf ein. Obwohl diese Leitlinien in erster Linie für Ärzte erstellt wurden, sind sie im Internet für jedermann zugänglich. Solche Behandlungsrichtlinien gibt es mittlerweile für eine Vielzahl von Krankheiten. Sie sollen mithelfen, die Therapie auf eine solidere Grundlage zu stellen. Es darf aber nicht daraus geschlossen werden, dass therapeutisch keine Abweichungen von solchen Leitlinien erfolgen können. Denn es handelt sich dabei um statistisch begründete Empfehlungen, die für eine individuelle Problematik nicht geeignet sein müssen.

Individuelle Zielgebung des Buches

Dieses Buchs geht vom Erleben der Betroffenen und ihrer Angehörigen aus. Es zeigt die verschiedenen Aspekte der Erkrankung auf und weist auf bewährte Therapie- und Umgangsweisen hin. Mit anderen Worten stehen die Belange der Betroffenen und ihrer Angehörigen ganz im Zentrum. Daraus ergibt sich aber auch die in diesem Buch berücksichtigte Frage, wie sich die neuen Technologien und Behandlungsrichtlinien am besten – und gleichzeitig nicht unkritisch – einsetzen lassen.

Schizophreniekranke und ihre Angehörigen haben uns in früheren Jahren immer wieder berichtet, dass sie aus ihrem Informationsnotstand heraus auch Lexika und psychiatrische Lehrmittel konsultiert haben, in der Hoffnung, etwas mehr über ihre Problematik zu erfahren. Solche Fachschriften werden jedoch dem Informationsbedürfnis von Nichtmedizinern nicht gerecht, da sie schwer verständlich und für den Laien häufig zu theoretisch geschrieben sind. Darüber hinaus gehen Lehrbücher nicht auf Probleme ein, die für Direktbetroffene wichtig sind:

Wichtige Probleme Direktbetroffener

- Wie kann schizophrenes Erleben nachvollzogen werden?
- Was kann ein schizophren erkrankter Mensch selbst für seine Besserung tun?
- Wie können Angehörige in Krisensituationen oder bei länger bestehenden Behinderungen mit betroffenen Kranken umgehen?
- Welche praktisch wichtigen Behandlungshilfen stehen zur Verfügung?

Fragen solcher Art stehen in diesem Buch im Vordergrund. Es ist entstanden, als es im deutschen Sprachraum noch kaum Ratgeber für betroffene Laien gab.

1.2 Wie und für wen entstand dieses Buch?

Zielgruppe

Das vorliegende Buch entstand aus Alltagserfahrungen in der Psychiatrie und unter Mitwirkung von Patienten und Angehörigen, die durch ihre kritischen Anmerkungen zu den zunächst von uns durchgeführten „Informationskursen für betroffene Laien" eine wertvolle Hilfe leisteten. Sie trugen wesentlich dazu bei, dass einerseits psychiatrisches Fachwissen allgemein verständlich formuliert, andererseits die vielfältigen Probleme Betroffener berücksichtigt werden konnten.

Immer noch werden Schizophrenien allzu häufig als etwas Unheimliches und Unerklärliches erlebt, wodurch den Betroffenen oft zusätzliche Ausgrenzung droht.

Daher sollen mit der vorliegenden Arbeit nicht nur unmittelbar Betroffene, sondern auch weitere Personenkreise, wie Studierende, Krankenpflegepersonal, Sozialarbeiter, Lehrer, Seelsorger usw., angesprochen werden. Auch Ärzte und Psychologen finden darin eine geraffte Zusammenfassung der heutigen Schizophrenielehre, ergänzt durch den Versuch, psychotisches Erleben von den Betroffenen her zu verstehen, ihr Selbsthilfepotenzial ernst zu nehmen sowie eine Anleitung zum Umgang mit Schizophreniekranken zu vermitteln.

Zielsetzung ist, Betroffene über das Geschehen und Erleben bei schizophrenen Störungen zu informieren und so beizutragen zu mehr Klarheit, Sicherheit und Verständnis für die schizophrenen Erkrankungen und ihre Behandlungsmöglichkeiten.

1.3 Was bleibt offen?

Offene Fragen

Das vorliegende Buch kann und soll nicht **alle** Fragen beantworten, die sich aus der persönlichen Betroffenheit von Schizophreniekranken und ihren Angehörigen ergeben. Insbesondere Fragen, welche persönliche Entscheidungen betreffen (Heirats- oder Kinderwunsch, Adoption von Kindern, Geheimhaltung oder Offenlegen der Erkrankung gegenüber dem Arbeitgeber oder anderen zivilen bzw. militärischen Vorgesetzten, Versicherungsfragen, Berufswahl,

Ortswechsel), sind bewusst offengelassen worden. Wir sind nicht der Auffassung, dass unsere Informationsschrift das Gespräch mit dem behandelnden Arzt oder anderen professionellen Helfern ersetzen kann. Vielmehr hoffen wir, dass es vermehrt zu Aussprachen ermuntert und als Ausgangsbasis für eine vertiefte Auseinandersetzung der Betroffenen untereinander (auch und gerade in Selbsthilfe- oder Angehörigengruppen) dienen kann.

Die Problematik der Information über Schizophrenien ist nicht zuletzt auch eine Problematik der Sprache. Allzu oft hat die Psychiatrie eine Sprache gepflegt, in der Schizophreniekranke (oder auch ihre Angehörigen) sich nicht selber wiedererkannt haben. Wir haben deshalb versucht, schizophrenes Leiden so zu beschreiben, dass es für Betroffene möglichst „stimmig" ist. Schizophrenes Erleben kann letztlich nur von den Betroffenen selbst charakterisiert werden. Infolgedessen haben wir uns bei der Darstellung psychotischen Erlebens weitgehend auf Selbstschilderungen Schizophreniekranker gestützt und konsequenterweise auf Begriffe der psychiatrischen Krankheitslehre verzichtet. Umgekehrt haben wir uns bei der Darstellung von wissenschaftlichen Befunden an allgemeinverständliche Sachbegriffe und statistische Fakten gehalten. Dadurch erhält das Buch eine gewisse Mehrstimmigkeit der Ausdrucksweise, die uns der schizophrenen Thematik angemessen erscheint. Denn:

> **Kein anderes Krankheitsbild sperrt sich so sehr gegen eine allzu starre Abhandlung wie das Leiden Schizophreniekranker. Kaum ein anderes Krankheitsbild umfasst aber auch so vielseitige Aspekte menschlichen Lebens.**

Nicht fehlen darf eine einleitende Bemerkung zu den verwendeten Geschlechtsbezeichnungen. Der Kürze wegen wird durchgehend die männliche Geschlechtsbezeichnung (z. B. der Patient) verwendet. Selbstverständlich sind immer beide Geschlechter gemeint.

Was sind Schizophrenien?

D. Hell, D. Schüpbach *Schizophrenien*,
DOI 10.1007/978-3-662-48932-1_2

2.1 Was bedeutet „schizophren" (und was nicht)?

Etymologie Schizophrenie

Sprachlich ist der Begriff „Schizophrenie" leicht zu erklären. Er leitet sich aus dem griechischen **schizo** (spalten) und **phren** (Zwerchfell, Geist, Gemüt) ab und bedeutet etwa „Seelenspaltung". Der Begriff „Schizophrenie" als Krankheitsbezeichnung wurde am Anfang dieses Jahrhunderts vom Schweizer Psychiater Eugen Bleuler eingeführt. Eugen Bleuler arbeitete damals als Direktor am Burghölzli in Zürich, der heutigen psychiatrischen Universitätsklinik, an der auch die Autoren dieses Buches fast ein Jahrhundert später tätig waren. Bleuler wollte mit dem Begriff „Schizophrenie" betonen, dass das auffälligste Merkmal dieser Erkrankung eine Zerrissenheit im Fühlen und Denken ist.

Der Begriff „Schizophrenie" soll die Entfremdung ausdrücken, die sich wie ein Graben zwischen einem betroffenen Menschen und seiner Umwelt auftut und sich im inneren Erleben des Erkrankten fortsetzt.

Eugen Bleuler wollte also mit dem Schizophreniebegriff viel mehr zum Ausdruck bringen, als das Goethe-Wort „Zwei Seelen wohnen, ach! in meiner Brust" umfasst. Er meinte im Gegensatz zu diesem nachvollziehbaren Zwiespalt eine Veränderung, die den Kranken für seine Umwelt vorübergehend unerreichbar macht, aber auch sich selber ganz anders als gewohnt erleben lässt.

So einfach der Begriff „Schizophrenie" herzuleiten ist, so schwierig ist es, das mit ihm Bezeichnete besser zu verstehen. Diese Schwierigkeit hat zum einen mit der besonderen Eigenart dieses Krankheitsbildes zu tun: sie ist nämlich nicht nur, wie dargestellt, durch eine grundlegende Fremdartigkeit des Erlebens und Handelns gekennzeichnet, sondern zugleich auch sehr vielgestaltig, so dass sie von Person zu Person, aber auch von Zeitpunkt zu Zeitpunkt (bei derselben Person) unterschiedlich zum Ausdruck kommen kann. Zum anderen ist der Begriff „Schizophrenie" in seiner bald 100-jährigen Geschichte so belastet worden mit widersprüchlichen Theorievorstellungen, aber auch mit eingreifenden und beeinträchtigenden „Behandlungsformen", dass zuerst Ballast abgeworfen werden muss, bevor das eigentliche Wesen der Erkrankung überhaupt dargestellt werden kann. Zu diesem Ballast, der sich wie ein wuchernder Dschungel um den Begriff gebildet hat, gehören einige populäre Vorurteile. Sie versperren den Zugang zum Verständnis der Erkrankung und sollen deshalb zuerst beseitigt werden.

2.1.1 Verbreitete Vorurteile

Vorurteil vorzeitige Demenz

Das **erste** und älteste **Vorurteil** ist die Vorstellung, Schizophrenien gingen mit einem fortschreitenden Abbau von Hirnsubstanz einher und führten zu einer Art vorzeitiger Demenz. Mit diesem Vorurteil verbindet sich die noch immer weit verbreitete, aber falsche Annahme, schizophrene Erkrankungen seien nicht behandelbar.

Die irrige Vorstellung, Schizophreniekranke würden durch einen unheilbaren Krankheitsprozess im Gehirn zunehmend den Verstand verlieren, kann durch schwerst abgekapselte Kranke hervorgerufen werden, die ihr möglicherweise reiches Innenleben nicht zeigen können. Wer aber Geduld übt oder mit solchen Schwerkranken lange zusammenlebt, wird Momente erleben, in denen sie Äußerungen machen oder Handlungsweisen zeigen, für die man sie nicht imstande gehalten hätte.

Beispiel

So haben bei einer Flutkatastrophe 1951 in Kansas chronisch Schizophreniekranke, die zum Teil über 20 Jahre in der Menninger Klinik hospitalisiert waren, nicht nur mitgeholfen, Sandsäcke zu laden und zu platzieren, sondern auch mitbestimmt, wie und wo die Eindämmung der Flut zu geschehen habe. Die vorher äußerst schweigsamen und zurückgezogenen Patienten behielten für einige Tage ihre Initiative bei. Nach Rückgang der Flut nahmen sie ihr altes Verhalten wieder an und kehrten in ihren verschlossenen Zustand zurück.

Die Rückzugsneigung Schizophreniekranker oder ihre Verweigerungshaltung, wie sie sich auch in Testuntersuchungen zeigt, darf nicht mit einem generellen Verlust an intellektuellen Fähigkeiten gleichgesetzt werden. Sie bedienen sich mitunter einer anderen, uns widersprüchlich erscheinenden Logik, um ihr andersartiges Erleben darzustellen. Nur in schwersten Krankheitszuständen kann sich der Erlebens- und parallel dazu der Gedankenzusammenhang vorübergehend völlig auflösen.

Vorurteil Verkindlichung

Das **zweite Vorurteil** stellt eine Art Umkehrung des ersten dar. Statt an einer vorzeitigen Demenz würden schizophreniekranke Menschen an einer Verkindlichung leiden. Sie wiesen psychologische Eigenarten auf, die sonst nur Kinder im frühesten Lebensalter zeigen würden. Bei diesem Vorurteil handelt es sich um eine Verdrehung einer differenzierten psychoanalytischen Theoriebildung.

Schizophreniekranke denken weder einfach wie kleine Kinder noch empfinden sie wie diese.

Zwar können, wie bei Kindern, magische Vorstellungen das Denken und Handeln bestimmen, doch führt dieses magische Denken nicht dazu, dass Schizophreniekranke die altersentsprechende Fähigkeit zu denken verlieren.

Beispiel
Schizophreniekranke können zwar unter Umständen in kindlich anmutender Weise argumentieren, der Mond verfolge sie, da er immer auf Schritt und Tritt hinter ihnen stehe. Wenig später vermögen aber unter Umständen die gleichen Kranken abstrakte Probleme (wie mathematische Aufgaben oder die Darstellung der Umlaufbahn des Mondes um die Erde) zu lösen, wozu Kleinkinder nie in der Lage wären.

Vorurteil soziale Enthemmung

Das **dritte Vorurteil** sieht in Schizophreniekranken verwilderte Menschen, die einfach unkontrollierte Leidenschaften auslebten. Dieses Vorurteil enthält Aspekte der beiden vorgenannten (Abbau der intellektuellen Kontrolle, Entwicklungsrückstand), bringt aber Schizophrenien vor allem in Zusammenhang mit sog. „ersten Kulturen". Wenn die Ursprünglichkeit von Urvölkern idealisiert und positiv gewertet wird, wird Schizophrenie als Befreiung von Zwang und Moral gefeiert, als Rückkehr zum „wilden Leben", das seine Wurzeln in der Lust habe – was so auch für die Urvölker nicht zutrifft.

Bei negativer und eher moralisierender Bewertung des „wilden Lebens" werden Schizophreniekranke als Opfer ihrer Leidenschaftlichkeit gesehen oder als abschreckende Beispiele für die Folgen eines unkontrollierten Trieblebens angeprangert. Richtigerweise könnte bei bestimmten (bei weitem nicht allen) schizophrenen Zuständen von sozialer Enthemmung gesprochen werden.

Beispiel
Eine Betroffene berichtet: „Im Sommer wurde ich von der Polizei gefasst, als ich wiederholt watend oder schwimmend die Sihl (ein Fluss in Zürich) überquerte. Danach wollte ich meine Identität auf keinen Fall preisgeben. Andererseits wollte ich Herrn S. unbedingt Ärger verschaffen. So entschied ich mich, ohne in diesem Glauben zu sein, zu behaupten, er sei mein Mann." Die Patientin ergänzt, dass sie damals während ihrer Psychose die Situation durchaus genossen habe, sie ihr aber jetzt peinlich sei. Zudem sei ihre „damalige Verwilderung nicht ganz ohne Absicht und Berechnung gewesen". Bei der Einvernahme habe sie sich mit ihrer akademischen Ausdrucksweise gezielt Gehör verschafft.

In neuerer Zeit verbindet sich dieses dritte Vorurteil manchmal mit der Vorstellung, dass Schizophrenien vor allem durch ungehemmten Drogengebrauch hervorgerufen würden (weil Drogen manchmal psychotische Zustände verursachen können).

Auch wenn die Umkehrung dieses Vorurteils, nämlich die Vorstellung einer besonderen Vergeistigung von Schizophreniekranken, ebenfalls nicht richtig ist, so ist doch festzustellen, dass Schizophrenien viel häufiger mit einem Verlust der Sinnlichkeit und Lebenslust einhergehen als mit einem Triumph der Sinnesfreuden. Gerade auch Drogen, einschließlich Alkohol, werden von Schizophreniekranken häufig konsumiert, um sich besser zu spüren oder um ihr Elend zu vergessen.

> **Insbesondere sind Schizophreniekranke, von Untergruppen abgesehen, nicht wesentlich häufiger gewalttätig als Menschen aus der Durchschnittsbevölkerung – wie angenommen werden müsste, wenn sie Opfer ihrer Leidenschaftlichkeit wären. Meistens sind sie eher passiver als Gesunde (▶ Abschn. 7.2).**

Schizophrenie als Kunstprodukt

Ein **viertes Vorurteil** ist erst neueren Datums, hat sich aber rasch verbreitet. Im Gegensatz zu den vorgenannten sucht es nicht etwas Besonderes an den betroffenen Menschen herauszustellen (wie Kindlichkeit oder Leidenschaftlichkeit), sondern schizophrenes Erleben zu etwas Selbstverständlichem zu machen. Es sieht von jeglicher Problematik schizophren erkrankter Menschen ab und betrachtet Schizophrenien als Kunstprodukt der Psychiatrie. Erst die Zuschreibung einer schizophrenen Erkrankung mache Menschen infolge einer „sich selbst erfüllenden Prophezeiung" zu Symptomträgern des ihnen angedichteten Krankheitsbildes.

Dieses Vorurteil geht von einer Art Wortzauber aus, indem es dem Namen einer Erkrankung überaus große Wirkkraft zumisst. Zugleich entmündigt es auf versteckte Weise Schizophreniekranke, indem es sie zu suggestiven und wehrlosen Opfern der Medizin macht. Die Verleugnung der Erkrankung verkehrt sich dadurch in ihr Gegenteil: zu einer modernen Variante der Intoleranz gegenüber einer Lebenserscheinung, die es nicht geben darf, obwohl sie auch ohne Zutun von „Medizinmännern" oder „Göttern in Weiß" auftritt.

Zweifellos ist Schizophrenie eine belastende und möglicherweise auch eine zeitbedingte Diagnose, doch macht das Wegdiskutieren einer als schizophren bezeichneten Problematik jegliche hilfreiche Auseinandersetzung unmöglich. Zudem ist es nicht möglich, durch Prognostizieren oder Zuschreiben einer schizophrenen Erkrankung eine solche tatsächlich hervorzurufen.

Alle Versuche, bei einem einzelnen Menschen das Auftreten einer Schizophrenie vorauszusagen, sind gescheitert.

Eine schizophrene Erkrankung kann erst diagnostiziert werden, nachdem sich ein Mensch **psychotisch** verändert hat, wenn sich also seine Äußerungen und seine Handlungsweisen bereits stark verändert haben, dass sie auch einem interessierten Laien auffallen und als krank erscheinen.

Werden Menschen mit schizophren anmutenden Veränderungen nicht als „schizophren" diagnostiziert, sondern z. B. als „neurotisch" oder als „krisenhaft", so nehmen sie im weiteren Verlauf keine günstigere Wendung als solche, die schon vorher als schizophren diagnostiziert wurden. Im Gegenteil: die richtige Diagnosestellung erlaubt eine gezieltere Behandlung und eröffnet damit bessere Heilungschancen.

2.2 Schizophrenien – geschichtlich gesehen

Hintergrund der Vorurteile

Alle oben aufgeführten Vorurteile sind durch vielfältigste Fakten widerlegt. Sie bestimmen aber weiterhin die Sichtweise vieler Menschen. Das Beharrungsvermögen dieser Vorstellungen scheint uns in ihrer geschichtlichen Verwurzelung zu liegen. Bevor wir auf die geschichtliche Entwicklung der Schizophrenie und ihre Behandlung kurz eingehen, noch ein Wort zu einem auffälligen Merkmal, das die meisten Vorurteile miteinander teilen. Fast alle Vorurteile versuchen das Fremdartige der Schizophreniekranken zu beseitigen, indem sie das Außergewöhnliche mit dem Gewohnten gleichsetzen. So können die ersten drei Vorurteile als Versuche verstanden werden, dem andersartigen Erleben und Handeln der Schizophreniekranken das Fremde und Unheimliche zu nehmen, indem sie es mit besser bekannten Lebensmustern (Demenz, Kindheit, Urvölker) gleichsetzen. Diese Erklärungsversuche verkommen dann zu Vorurteilen, wenn sie trotz faktischer Widersprüche starr aufrechterhalten werden, um das Andersartige gedanklich einzuordnen und schließlich auch gesellschaftlich festzulegen. Damit teilen Schizophreniekranke das Risiko alles Fremden. Sie drohen abgekapselt, stigmatisiert und eventuell ausgestoßen zu werden. Erst auf dem Hintergrund der verbreiteten gesellschaftlichen Ausgrenzung ist das vierte und zuletzt genannte Vorurteil zu verstehen, das den Ausweg aus dem geschichtlichen Dilemma in der Verleugnung schizophrener Erkrankungszustände überhaupt sieht.

2.2.1 Wie entwickelte sich die Schizophrenieproblematik historisch?

Der Münchner Nervenarzt Emil Kraepelin hat 1896 erstmals schizophrenieartige Erkrankungen von anderen Gemüts- oder Geisteskrankheiten, insbesondere vom sog. „manisch-depressiven Irresein", abgegrenzt. Er war der Meinung, damit einheitlich ungünstig verlaufende Krankheitsfälle zusammenfassen zu können. Deshalb nannte er das Krankheitsbild „Dementia praecox" (etwa „vorzeitige Verblödung"). Auch wenn 10 Jahre später der Züricher Psychiater Eugen Bleuler die Vorstellungen Kraepelins abänderte und statt der Bezeichnung „Dementia praecox" den Begriff „Schizophrenie" einführte, so hatte sich die Vorstellung, die Krankheit wirke sich obligat auf die Intelligenz aus und nehme stets einen ungünstigen Verlauf, schon so gefestigt, dass dieser Makel der unheilbaren Geisteskrankheit auch auf den Schizophreniebegriff überging. Weil man Schizophrenie immer wieder mit unheilbarer Geisteskrankheit gleichsetzte, wurde diese Diagnose zu einem Urteil, das aber so mit Recht nicht einfach hingenommen werden konnte. Die Geschichte des Umgangs mit Schizophrenien ist trotz vieler erzielter Fortschritte leider auch eine Geschichte der Absonderung, ja Unterdrückung dieser Kranken bis zur barbarischen Konsequenz des Massenmordes an psychisch Kranken im Dritten Reich.

Problematischer Krankheitsbegriff

Gewiss sind Ablehnung und Verfolgung psychisch Kranker nicht auf Krankheitsvorstellungen allein zurückzuführen. Dies hieße, die schlimmen Ächtungen zu übersehen, die psychisch Kranke vor der Entstehung der Psychiatrie im 18. Jahrhundert erlebten. Trotzdem ist es schwierig, mit einem Krankheitsbegriff zu arbeiten, der auch in krassester Weise missbraucht worden ist. Es gilt den Schizophreniebegriff so zu gebrauchen, dass er die betroffenen Menschen nicht entwertet, sondern eine echte Auseinandersetzung mit ihrem teilweisen Anderssein ermöglicht.

Dies scheint uns etwas einfacher möglich, wenn wir von einer Auffassung der Schizophrenien ausgehen, die Schizophreniekranke nicht nur von außen beurteilt, sondern auch ihr Selbsterleben berücksichtigt. Historisch hat sich Emil Kraepelin vor allem auf Verhaltens- und Verlaufsbeobachtungen gestützt, während Eugen Bleuler als Bruder einer psychosekranken Frau die Krankheitsproblematik auch in Beziehung zum inneren Erleben setzte.

In den letzten Jahren hat die psychiatrische Forschung wieder vermehrt den Standpunkt Kraepelins eingenommen, doch erscheint uns ein Verständnis von Schizophreniekranken ohne Anteilnahme an der inneren Dynamik unmöglich. Nach unserem Verständnis ist schizophrenes Kranksein unauflösbar mit menschlichen Voraussetzungen und Fähigkeiten – etwa der Sprache – verbunden, so dass schizophrenieartige Erlebensweisen eine außergewöhnliche Möglichkeit des Menschseins darstellen.

Auch in dem von Eugen Bleuler gewählten Begriff „Schizophrenie“ steckt die Dynamik einer menschlichen Spannung bis hin zur Zerrissenheit. Eugen Bleuler wusste, wovon er schrieb, als er den Schizophreniebegriff prägte, denn er war sein Leben lang mit vielen Kranken zusammen. Zudem hat er als Direktor der Psychiatrischen Universitätsklinik Zürich seine schwerkranke Schwester in seine Familie aufgenommen und jahrelang betreut. Gerade diese tiefere Erfahrung mag dazu beigetragen haben, dass sich seine Auffassung von der „Gruppe der Schizophrenien“ im letzten Jahrhundert durchgesetzt hat.

Veränderungen im Umgang mit Schizophreniekranken

Verändert hat sich jedoch im Lauf der Zeit der Umgang mit Schizophreniekranken innerhalb der Psychiatrie.

Eine fortschrittliche Psychiatrie versucht, gerade auch das zeitweise Anderssein schizophrener Kranker zu akzeptieren, vermehrt ambulante und teilstationäre Behandlungen anzubieten und die Krankenhausaufenthalte freizügiger zu gestalten.

Heute bedeutet schizophren erkrankt zu sein für Betroffene etwas anderes als noch vor einigen Jahrzehnten.

Der eindrückliche Wandel in der Betreuungsweise Schizophreniekranker lässt sich schon ganz äußerlich an den zunehmend kürzer gewordenen Spitalaufenthalten ablesen (◘ Abb. 2.1). Am Anfang dieses Jahrhunderts beinhaltete die „Therapie“ fast ausschließlich die Unterbringung in einer Anstalt. Durch Einführung der Arbeitstherapie in den 1930er Jahren und dank der Einführung spezifischer Medikamente (sog. Antipsychotika) in den 1950er Jahren konnte die Aufenthaltsdauer in den Kliniken wesentlich verkürzt werden. Schließlich haben sozialpsychiatrische Alternativangebote (z. B. Tages- oder Nachtklinik, geschützte Werkstätte, ► Abschn. 5.3 und gesellschaftliche Veränderungen (z. B. die Unterstützung Schizophreniekranker mit Invaliditätsrenten) die durchschnittliche stationäre Behandlungsdauer auf wenige Wochen reduziert, wenn nicht überhaupt durch eine ausschließliche ambulante oder teilstationäre Behandlung ersetzt. Von allen schizophrenen Episoden, die behandelt werden, können heute über zwei Drittel ambulant aufgefangen werden. Als Folge dieser Entwicklung hat die ambulante Behandlung Schizophreniekranker zunehmende Bedeutung erhalten.

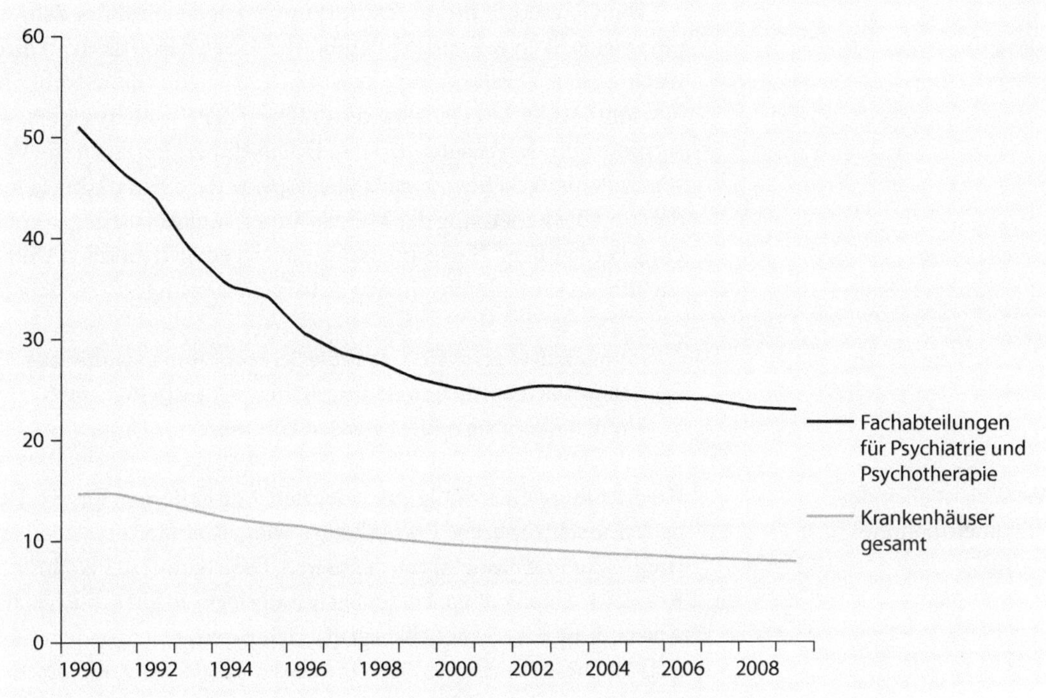

Abb. 2.1 Aufenthaltsdauer in psychiatrischen Kliniken (Schneider et al. 2012)

Dadurch hat sich aber für Schizophreniekranke und ihre Angehörigen eine neue Situation ergeben, auf die sie häufig nicht ausreichend vorbereitet worden sind. Denn die dargestellte Entwicklung bedeutet auch, dass psychisch Kranke mehr Zeit außerhalb der Klinik verbringen und sich die Spannungsfelder infolgedessen zu Hause vergrößern können.

Aktuelle Probleme Schizophreniekranker

Die moderne Entwicklung hat auch Schattenseiten, die immer deutlicher werden. So ist die moderne Kommune vielerorts keine tragende Gemeinschaft, die psychisch Kranke aufzufangen bereit wäre. Die Realität des Lebens außerhalb psychiatrischer Kliniken ist für viele Schizophreniekranke sehr hart. Den psychisch Kranken fehlen nicht nur geeignete Arbeitsplätze, sondern immer häufiger auch ein eigenes Zuhause, Familienanschluss und geeignete Behandlungsplätze. In den USA, aber auch in europäischen Ländern, machen Schizophreniekranke einen erheblichen Teil der Obdachlosen aus, die auf den Straßen und in Notschlafstellen leben. Viele werden kriminalisiert und landen in Gefängnissen. Immer mehr Schizophreniekranke (ca. 50% in den USA) betreiben heute in ihrer Verelendung auch einen Alkohol- oder Drogenmissbrauch, was früher viel seltener der Fall war.

Hat sich durch diese Veränderung auch das Bild der Schizophreniekranken gewandelt? Es gibt Anzeichen dafür, dass mit ihrer wachsenden Verelendung alte Vorurteile wieder neue Nahrung bekommen. Andererseits hat die Öffnung der Psychiatrie dort, wo sie mit einem Ausbau der sozialen Hilfen einherging, auch das Verständnis für zwischenmenschliche Aspekte der Erkrankung gefördert und die Bedeutung des Milieus für Art und Ablauf der Erkrankung verdeutlicht. Insgesamt ist aber auch gemäß deutschen Untersuchungen keine durchgehende Entstigmatisierung zu beobachten.

Immer klarer zeigt sich, dass die Schizophrenien weder aus den gesellschaftlichen Bedingtheiten herausgelöst, noch einfach durch sie erklärt werden können.

Vielschichtigkeit des Krankheitsbegriffes

Noch immer fehlen völlig zufriedenstellende Kriterien, die es erlauben, eine schizophrene Erkrankung – wie z. B. eine Stoffwechselstörung – klar und eindeutig zu definieren. Die Zukunft schizophrenen Krankseins bleibt offen. Dieses Nichtfestgelegtsein gilt es auch in der Anwendung des Krankheitsbegriffs „Schizophrenien" (in der Mehrzahl!) zu berücksichtigen, als Hinweis darauf, dass es ganz verschiedene Lebenswege schizophren erkrankter Menschen gibt.

2.3 Ist schizophrenes Erleben nachvollziehbar?

Schizophrenes Erleben ist vielgestaltig und durchgehend fremdartig, haben wir einleitend festgestellt. Wie lässt sich schizophrenes Erleben weiter charakterisieren und genauer verstehen?

In der ersten Hälfte des letzten Jahrhunderts wurde in der Psychiatrie eine heftige Auseinandersetzung darüber geführt, ob man sich in eine schizophrene Erkrankung überhaupt einfühlen könne oder nicht. Karl Jaspers, der berühmte Philosoph, der sonst als Nervenarzt eine „verstehende" Psychiatrie vertrat, stellte sich vehement auf den Standpunkt, schizophrene Erlebnisse seien unverständlich.

Dominanz des Innenlebens

Eugen Bleuler vertrat in vielem den Gegenstandpunkt, aber auch ihm war bei dieser Fragestellung eine für seine Zeit exemplarische Zwiespältigkeit anzumerken. So bemerkte er einmal, dass, wenn alles über die Schizophreniekranken gesagt sei, sie ihm immer noch „so fremd wie Vögel in seinem Garten" vorkämen. Diese Aussage kontrastiert mit seiner sonst geäußerten Auffassung, dass es nur quantitative Unterschiede zwischen dem Traumleben und dem schizophrenen Erleben gäbe. So stellte er fest: „Eines der wichtigsten Symptome der Schizophrenie ist ein Vorwiegen des Innenlebens mit aktiver Abwendung von der Außenwelt. Die schweren Fälle ziehen sich ganz zurück und leben einen Traum; in den leichteren Fällen finden wir geringe Grade der gleichen Erscheinung."

Man kann also versuchen, sich schizophrenem Erleben anzunähern, indem man es mit einem Traum vergleicht. Die Schizophreniekranken wären dann einem wachen Träumer ähnlich. Auch dieser Vergleich hinkt. Aber er ermöglicht es, eine wesentliche Eigenheit schizophrenen Erlebens zu erfassen.

Schizophrenes Erleben unterscheidet sich so grundsätzlich vom Alltagsbewusstsein, wie sich Träumen vom wachen Beobachten unterscheidet.

Der Träumer erlebt in der Regel einen Traum so, als würde es sich um ein Geschehen handeln, das ihn selbst zum Mittelpunkt hat. Er mag in einem Alptraum vor unheimlichen Verfolgern fliehen und dabei schreckliche Angst empfinden. Oder er mag in einem Wunscherfüllungstraum zu einem unerwarteten Stelldichein kommen und tiefes Glück empfinden. Bei aller Verschiedenheit solcher Trauminhalte bleibt auffällig, dass der Träumer darin meist eine zentrale Rolle einnimmt, so dass sich das Traumgeschehen um ihn zu drehen scheint. Doch ist der Träumer gleichzeitig so in das Traumgeschehen eingebunden, dass es ihm mehr widerfährt, als dass er es aktiv gestaltet. Auch ist sich der Träumer, solange er träumt, seiner besonderen Stellung nicht bewusst. Er ist Agierender in einem Schauspiel oder Drama, dessen Verlauf ihm unbekannt ist. Er kann sich die Rolle nicht auswählen, die er im Traum spielt, sondern die Rolle kommt ihm durch das Traumgeschehen zu, und er hat sie auszufüllen. Die eigene Aktivität scheint, wie in einem Film, einem unbekannten Regisseur unterworfen zu sein, der das Spiel selbstständig arrangiert, aber die Inhalte des Traumgeschehens aus dem persönlichen Erfahrungsschatz des Träumers nimmt. Häufig ist der Träumer seinem Traum so ausgeliefert, dass es richtiger zu sagen ist: „es träumt ihm" als „er träumt". Denn solange ein Träumer träumt, ist ihm kein Ausstieg aus der Traumwelt möglich. Er wird durch die Gesetze des Traumes beherrscht, die eine bewusste Kontrolle ausschließen. Erst nach dem Erwachen wird dem vormals Träumenden bewusst, dass er geträumt hat.

Dennoch empfindet sich der Träumer keineswegs als Spieler oder gar als Marionette. Vielmehr kann er im Traum um sein Leben kämpfen oder mit großem Ernst andere Personen zu überzeugen suchen. Gerade weil sich das Traumgeschehen auf ihn ausrichtet, wird alles für den Träumer wichtig. Es gibt gleichsam keine Nebensächlichkeiten mehr. Hingekritzelte Worte auf einem Papier mögen besondere Bedeutung bekommen. Eine Rose sieht ungewöhnlich, deshalb aber nicht weniger wirklich aus. So hat jeder Traum seine eigene Realität. Er ist dem Träumenden nie unwirklich. Er stellt eine eigene Welt dar, an der im Traum nicht zu zweifeln ist, selbst wenn sich die Traumbilder von Alltagserfahrungen stark unterscheiden.

Tritt nun der Fall ein, dass die Szenerie eines Traumes der Wirklichkeit des Alltags sehr ähnlich ist – indem z. B. vertraute Lebenspartner in vertrauter Umgebung im Traum auftreten –, so scheinen Traum und Wirklichkeit deckungsgleich zu werden. Wie kommt es aber, dass der vormals Träumende beim Aufwachen trotzdem (vielleicht irritiert) eine ganz andere Welt entdeckt? Die Antwort ist einfach: Nicht die vorgefundene oder gesehene Szenerie entscheidet darüber, ob wir wachen oder träumen, sondern die Art und Weise, wie wir diese Umstände erleben. Jedem Menschen ist der charakteristische Unterschied zwischen Wachen und Träumen aus Erfahrung bekannt. So wissen wir auch die verschiedenen Erlebnisweisen voneinander zu trennen.

Anders verhält es sich mit schizophrenem Erleben in psychotischem Zustand. Auch hier verändert sich das Erleben in charakteristischer Weise aus dem Alltagsbewusstsein heraus in ein neues Erfassen der Dinge. Doch da nur ein kleiner Teil der Menschen diese Erfahrung gemacht hat, ist das schizophrene Erleben einer Psychose schwerer einzuordnen und noch schwerer nachzuvollziehen.

Was schizophren-psychotisches Erleben mit dem allen Menschen bekannten Traumerleben gemeinsam hat, ist der „Sprung" aus dem Alltagsbewusstsein heraus in ein neues Erleben hinein, und es ist die Ausrichtung des erlebten Geschehens auf den Träumer bzw. Schizophreniekranken hin. Im psychotischen Erleben eines Schizophreniekranken gibt es kaum noch (oder jedenfalls viel weniger) neutrale Ereignisse, die nichts mit der eigenen Person zu tun hätten. Der betroffene Mensch wird, wie der Träumer, in einen Film einbezogen, der mit ihm als Hauptperson abläuft.

Was sich ereignet, bezieht sich hauptsächlich auf ihn. Vieles scheint vordergründig, vorgegeben, zeitlos, wie in einem Bild, in dem alles miteinander zusammenhängt und der Betrachter das Zentrum bildet.

Im Gegensatz zum schlafenden Träumer bleibt jedoch der Schizophreniekranke auch im psychotischen Zustand durchaus wachsam und besonnen. Nur in schwersten Krankheitszuständen kann ein Schizophreniekranker so traumartig umdämmert wirken, dass sein Bewusstsein gestört erscheint. Häufiger ist die Bewusstseinslage leicht verschoben.

Beispiel

Eine Betroffene erklärt das so: „Gesunden kann man die (leichte) Einschränkung des Bewusstseins vielleicht am besten mit dem Zustand von geistiger Abwesenheit erklären. Jeder kennt das: man ist übernächtigt, überarbeitet und in eine Beschäftigung versunken – oder auch von einer Verliebtheit eingenommen. Tritt in einem solchen Moment eine Person mit irgendeiner banalen Frage an einen heran, so gerät man für einen kurzen Moment in eine Art Blackout. Man antwortet halbherzig und mit Verzögerung, oder man muss gar Rückfrage halten, weil einen das Anliegen des andern nicht erreicht hat. In einer solchen Art von Blackout, von geistiger Abwesenheit, ist man während des schizophrenen Zustandes permanent. Diese geistige Abwesenheit ist meiner Erfahrung nach nicht das Resultat einer Absorption durch das schizophrene Erleben. Im Gegenteil ist es eher Ausgangslage für das nicht mehr regelhafte Denken."

Anderes Verständnis der Wirklichkeit

In der Regel „entrückt" der Schizophreniekranke in keine andere Wirklichkeit als in die uns allen gemeinsame. Er ist insofern kein Träumer, weder ein schlafender noch ein Tagträumer.

Der Unterschied zum Traum (im Schlaf) beruht vor allem darauf, dass der Schizophreniekranke eben nicht schläft, sondern handeln und auf Reize aus der Umgebung direkt reagieren kann. Er nimmt die ihn umgebende Wirklichkeit wahr, jedoch im psychotischen Zustand grundsätzlich anders als in gesunden Zeiten oder als seine Umgebung es tut.

Wie andersartig und fremd ein Schizophreniekranker in der Psychose die Welt erlebt, erkennt er jedoch oft erst im Nachhinein.

Beispiel

Eine Betroffene erinnert sich: „Das Erwachen aus dem schizophrenen Zustand habe ich jeweils wie das Erwachen aus einem Traum erlebt. Vor allem zu Beginn der jeweiligen Episoden geriet ich manchmal innert Minuten von einem Zustand in den anderen. Dabei realisierte ich jedoch nur den Wechsel in das Alltagsbewusstsein, ähnlich wie man nicht realisiert, dass man in den Schlafzustand hinübergeht. Allerdings konnte ich im Nachhinein immer genau festlegen, wann der Moment des psychotischen Erlebens begann."

Es kann aber nicht genügend betont werden, dass Schizophreniekranke in der Regel in keiner „anderen", sondern in „unserer" Welt leben (wenn auch als „Fremde"), und dass sie nicht überirdische Erlebnisse haben oder übersinnliche Erfahrungen machen, es sei denn, wir bezeichneten ein anderes Verständnis unserer eigenen Wirklichkeit als übersinnlich.

Ihr Erleben durchaus irdischer Begebenheiten ist aber in der Erkrankungszeit so verändert, dass es mit unserem alltäglichen sog. „normalen" Erleben nicht mehr vereinbar ist. Es ist „ver-rückt" oder „ent-rückt". Der Schizophreniekranke ist aus dem den Menschen sonst gemeinsamen Empfinden und ihrer gemeinsamen Sprache herausgestiegen, aber nicht in ein unbewusstes Traumerleben hinein, sondern in eine unerhörte Fremdheit, die mehr oder minder bewusst erfahren wird.

2.4 Der psychotische Zustand (nach Selbstschilderungen)

2.4.1 Beginn

Die schizophrene Veränderung tritt selten ganz plötzlich auf. Meist ziehen sich später schizophren Erkrankte zuerst über Wochen, Monate, ja Jahre in sich zurück und brechen frühere Sozialkontakte ab.

Systematische Nachforschungen bei Schizophreniekranken haben ergeben, dass etwa 90% sich vor oder zu Beginn der Psychose vermehrt abkapseln oder andere Eigeninitiativen einschränken oder aufgeben (das sog. Prodromalstadium).

Vor und anfangs der eigentlichen Erkrankung fühlen sie sich häufig lustlos, gespannt, bedrückt oder in der Konzentration gestört. Viele empfinden einen vermehrten Druck auf sich, sind überlastet und haben schließlich ein Gefühl des Fiebrigen, wie vor einer wichtigen Entscheidung. Einzelne wenige sind auch schwermütig oder freudig erregt.

Vorboten der Krankheit

All dies ist aber uncharakteristisch und weist nur darauf hin, dass sich schizophrenes Erleben nicht aus dem Nichts entwickelt. Oft werden Schizophreniekranke unmittelbar vor dem Ausbruch der Psychose zunehmend misstrauisch. Sie stehen unter dem Eindruck, es liege etwas in der Luft. Charakteristisch ist die Äußerung: „etwas ist los, ich weiß aber nicht, was; sagt mir doch, was los ist."

Aus dieser misstrauischen Spannung heraus, die oft mit Schlaflosigkeit – einer Art Überwachheit – einhergeht, können wir ein Stück weit nachvollziehen, wie es einem Schizophreniekranken zumute sein könnte. So haben wohl schon fast alle Menschen die Erfahrung gemacht, dass sie bei angstvoller Anspannung in einem dunklen Wald plötzlich Schatten auf Baumstrünken als bedrohliche Gestalten erkennen oder dass sie durch Tiere hervorgerufenes Rascheln im Laub für Schritte von Verfolgern halten. Natürliche Ereignisse werden in solchen Momenten als persönliche Bedrohung erlebt. Dabei ist es wohl weniger der Baum oder der Strauch, den wir gerade noch ungenau erkennen (oder eben als Gestalt eines Angreifers verkennen), der uns beben macht, als vielmehr die gesamte undurchsichtige Umgebung, das Dunkel, das alles einhüllt. Wir verlieren in solchen Momenten eine sichere, vertraute Basis, von der aus wir einzelne Gegenstände abgrenzend einschätzen können. Wo sich Vorder- und Hintergründiges im Zwielicht vermischen, kommt den einzelnen, unscharf wahrgenommenen Dingen eine besondere Bedeutung zu. Dabei entscheidet unsere Stimmung, wie wir die einzelnen Wahrnehmungen deuten. In großer Angst wird der Baumstrunk zum lauernden Feind, der ganze Wald zu einer Szenerie der Bedrohung.

Bei schizophrenem Erleben mag häufig ein ähnliches Gefühl der Bedrohung dem Ausbruch der Erkrankung vorangehen. Jedenfalls erhält das Umfeld für den Schizophreniekranken zunehmend einen befremdlichen Zug, bis es dazu kommt, dass sein Erleben „überkippt", sich frühere Zusammenhänge teilweise oder ganz auflösen und – von einzelnen herausragenden Wahrnehmungen aus – ein neues Bild der Wirklichkeit entsteht, das von ganz persönlichem Erleben geprägt ist.

Im psychotischen Erkrankungszustand hat die Umgebung nicht mehr ihren natürlichen Zusammenhang: sie erscheint unecht, wie in einem Theaterstück gestellt und für den Kranken arrangiert. Zugleich empfindet sich der Schizophreniekranke auch selber verändert, oft wie hypnotisiert oder telepathisch beeinflusst.

Auch wenn diese Veränderungen des inneren und äußeren Lebens meist miteinander gekoppelt sind, sollen im Folgenden die beiden Seiten zum besseren Verständnis getrennt behandelt werden.

2.4.2 „Außen ist vieles anders"

Im psychotischen Erleben eines Schizophreniekranken erscheint die Umwelt so, als ob fast jedes Ereignis und jeder Gegenstand ihn persönlich betreffe. Alles, worauf seine Aufmerksamkeit fällt, erscheint wie für ihn (hin)gestellt.

Selbstbezogenheit der Beobachtungen

Immer weniger ist für ihn bedeutungslos. In allem, was er sieht, hört, oder allenfalls spürt, schmeckt und riecht, kann eine Botschaft liegen, die nur an ihn gerichtet ist. So kann z. B. eine gewöhnliche

Autofahrt durch eine Landschaft zu einer ganz eigentümlichen Offenbarung werden, wie im Falle eines Wehrpflicht leistenden Patienten des Psychiaters Conrad:

Beispiel

„Alles an der Straße war eigens seinetwegen aufgebaut worden. Eine Unmenge Sachen waren aufgestellt nur zu dem Zwecke, zu prüfen, ob er sie bemerke, z. B. ein ganzer Berg von Stroh, der dort gar nichts zu tun hatte; Steine in großen Haufen zur Reparatur der Straße, die aber in gutem Zustand war; am Straßenrand, so dass man es kaum sehen konnte, ging ein Schaf; Menschen mit Fahrrädern kamen entgegen; ja es war so viel, er könne es gar nicht mehr sagen. Alles war nur seinetwegen vorbereitet, fast alle hundert Meter war irgendetwas, eigentlich war buchstäblich alles, was ihm begegnete, auffällig …

Als er am folgenden Tag sich auf einem bestimmten Platz zu melden hatte und wartete, bemerkte er, dass alle, die vorbeikamen, eine Art Angst bekamen, wenn sie an ihm vorbeigingen. Er bemerkte es an dem Gesichtsausdruck, sie hatten so etwas Verzerrtes, Spannendes, Unnatürliches im Ausdruck. Auch die Bewegungen waren nicht natürlich, sogar die Hunde kehrten plötzlich um und liefen mit eingezogenem Schwanz weg. Sie waren wohl froh, als sie wieder abhauen konnten. Es musste eine merkwürdige Wirkung von ihm ausgehen, dass die Leute direkt in einem Bann waren, wie in einem Bannkreis" (Conrad 1958, S. 52).

Für diesen Kranken verwandelte sich das ganze Umfeld einer Autofahrt in eine Art Prüffeld. Dabei sprang ihm vor allem in die Augen, was „auffällt", was nicht ganz selbstverständlich war. Für andere Kranke kann sich das Szenarium, das sie erleben, in eine Art Filmstudio oder Theaterbühne verwandeln, für wieder andere zur Verfolgung oder zum Hinterhalt, den man ihnen stellt. Immer aber zeigen die wahrgenommenen Situationen an, dass sie ihnen gelten.

Beispiel

So verwandelt sich für akut Schizophreniekranke eine Krankenhausabteilung manchmal in ein Film- oder Theaterstudio: die Mitpatienten sind dann keine richtigen Patienten mehr, sondern sie spielen nur eine Rolle in einem Stück, das für die Kranken inszeniert wird. Auch das Pflegepersonal und die Ärzteschaft spielen ihre Rollen. Beispielsweise verkennt ein Patient eine großgewachsene blonde pflegerische Fachperson als „Claudia Schiffer". Vom behandelnden Arzt sagt er: „Der angebliche Dr. H. ist der Schauspieler, der im Film Dr. Schiwago verkörpert. Der weiß doch genau, was gespielt wird. Er kann mir aber wegen der Filmaufnahmen nichts verraten. Manchmal winkt er mir von weitem zu. Dann gibt er mir ein Zeichen, ohne dass es unter den versteckt laufenden Filmkameras auffällt. Er bedeutet mir, er stehe auf meiner Seite."

Rolle der Medien

Die aus dem modernen Alltagsleben nicht wegzudenkenden Medien werden für Schizophreniekranke besonders häufig zu geheimen Nachrichtenträgern. Zeitungen, Fernsehen, Radio oder Internet enthalten teils verschlüsselte, teils offensichtliche (immer aber persönlich an sie gerichtete) Botschaften. So kann ein Zeitungsartikel voller Anspielungen auf ihr persönliches Leben sein. Radio- und Fernsehsendungen werden um ihretwillen ausgestrahlt und können sich mitunter, ähnlich wie die Autofahrt des Patienten von Klaus Conrad, in eine Flut von persönlichen Mitteilungen auflösen.

Beispiel

So bedeutete für eine schizophreniekranke Frau die Berichterstattung eines Krieges aus einem fernen Kontinent, dass sie selber umgehend in einen Krieg verwickelt werde. Aus Namen der im Fernsehen genannten Kriegsteilnehmer entnahm sie verschlüsselte Hinweise auf einzelne Bekannte und Verwandte, die im vermeintlichen Komplott gegen sie Schlüsselpositionen einnehmen würden.

Bei einem anderen Patienten bekam ein Versprecher der Ansagerin die Bedeutung, ein ihm kurz zuvor von Angehörigen gemachtes Versprechen werde nicht eingehalten. Der Patient begründete seine Annahme damit, dass ihn die Ansagerin unmittelbar nach dem Versprecher vielsagend angelächelt habe.

Oft wird in kürzester Zeit eine Vielzahl solcher Ereignisse erlebt: So ist man ständig auf Draht. Was gegen außen durchkommt, ist vielfach nur ein Hundertstel von dem, was man erlebt: Jeder Zeitungsartikel, jeder Werbespot im Fernsehen, jedes Wort von Pflegerin oder Pfleger vermag eine ganze Story auszulösen, berichtet eine andere Patientin rückschauend.

Für manche Schizophreniekranke wird das Lesen von Zeitungen und Büchern sowie das Hören und Sehen von Sendungen im Radio und Fernsehen deshalb sehr anstrengend, weil alles voller Bedeutungen ist.

Beispiel

So erinnert sich die zuletzt zitierte Patientin in humorvoller Distanz: „Zum Schluss der letzten (Krankheits-)Episode begann ich mich allerdings über diese nur noch auf mich gerichtete Welt zu ärgern. Dies vor allem, weil anscheinend massenhaft Bücher gedruckt wurden, die nur für mich geschrieben waren und einer allgemeinen Wahrheit entbehrten."

Auch das Zusammenleben mit anderen Menschen wird teilweise äußerst mühsam, weil auf so vieles geachtet werden muss. Hinter jedem Ereignis steckt möglicherweise eine Offenbarung. Dabei kann etwas für den Schizophreniekranken nur angedeutet sein und folglich eine ganze Kette von Vermutungen auslösen. Anders kann von vornherein eine überdeutliche Botschaft enthalten und unzweifelhaft wahr sein.

Bedeutungsschwere zufälliger Dinge

So können sonst banale oder zufällige Beobachtungen einen Aufforderungscharakter bekommen, wie im folgenden Beispiel die Aufschrift „Setz" zum Zeichen sich zu setzen wird.

Beispiel

„So setzte ich mich in ein Restaurant, als ein Lastwagen mit der Aufschrift ‚Setz' vorbeifuhr. Mit ihrem Flug deuteten mir die Vögel die Richtung an, die ich einschlagen solle, oder ich orientierte mich an der Richtung der Tannenzapfen. Dann wieder war es die Farbe einer Blume, die mir die Richtung wies. Mittels Zigarettenstummel, Kaugummiflecken und Abfallpapierchen, mit Steinen und Tannenästchen hatte Herr S. eine Schnitzeljagd veranstaltet.
Entscheidungen wurden mir abgenommen. Als ich mir überlegte, ob ich nicht veranlassen sollte, [aus der Psychiatrischen Universitätsklinik nach Kilchberg] in die dortige Klinik überwiesen zu werden, flog ein Heißluftballon, der für ‚Nixdorf' warb, über den See (Nix=kein, Dorf=Kilchberg), Also sollte ich im Burghölzli bleiben. Dieses Eingebundensein gab mir ein nie geahntes Gefühl von Geborgenheit. Es hat auch zur Folge, dass ich mir jetzt meine regressiven Bedürfnisse eingestehen kann."

Offenbarungscharakter von Wahrnehmungen

Der Offenbarungscharakter von Wahrnehmungen kann auch dazu beitragen, dass Ort und Personen von Schizophreniekranken verkannt werden. Ein fremdes Land kann wegen bestimmter Wesensähnlichkeit als Heimat, ein Fremder als Angehöriger, aber auch umgekehrt das eigene Haus oder die nächsten Verwandten als fremd verkannt werden.

Beispiel

So wähnte sich eine Patientin bei einer Busfahrt ins Ausland im heimatlichen Schweizerkanton und fiel bei einer Rast dadurch auf, dass sie Mitreisende zu sich nach Hause einlud, was „gleich um die Ecke sein muss". Sie sprach einzelne Fremde als Bekannte an und war erstaunt, dass sie ihr auf Hochdeutsch antworteten: „Die

müssen sich verstellt haben", berichtete sie später. „Es war doch alles wie zu Hause. Und eine Frau hatte genau die Eigenheit, wie Frau O., einen so von unten schräg anzublicken."
Ein anderer Patient, der auf der Krankenabteilung eigene Angehörige als Fremde verkannte, berichtete rückschauend: „Meine Besuche nahmen verschiedene, charakteristische Gestalten an: eine meiner Verwandten war in meinen Augen wie eine Nonne gekleidet – und das löste eine gedankliche Kettenreaktion aus". Das „Nonnenhafte" trat für diesen Patienten so stark in den Vordergrund, dass er seine Verwandte als Nonne verkannte, wobei ein Gefühl der Unwirklichkeit seines ganzen Erlebens zu dieser Entfremdung der ihm nahe stehenden Person beigetragen haben dürfte.

Nebeneinander von „normalem" und schizophrenem Erleben

Nach dem bisher Gesagten könnte es scheinen, als erlebe der Kranke sich selbst inmitten einer kulissenhaft veränderten Welt, in der das Bekannte fremd und das Fremde bekannt, er aber allen Ereignissen nur ausgeliefert sei. Diese Beschreibung wäre aber unvollständig. Denn das schizophrenpsychotische Erleben verändert zwar die Wirklichkeit, doch ist die Erinnerung an das „gewöhnliche" Gesicht der Wirklichkeit meist nicht ausgelöscht. Solange die schizophrene Erkrankung nicht allzu schwer ist, ist den Schizophreniekranken oft eine Art „doppelte Buchführung" möglich, so dass sie nach außen hin eine gewisse Anpassung an „das alte Gesicht" der Wirklichkeit aufrechterhalten können und das „neue" Erleben nur bruchstückhaft in Wort und Taten durchbricht. Auch kann bei leichteren Erkrankungen oder auch zu Beginn einer schweren Erkrankung ein Wechsel zwischen „normalem" und „schizophrenem" Erleben erfolgen – ähnlich dem Wechsel von Traum und Wachzustand bei Gesunden.

Allmachtsgefühle

Schließlich erlebt sich der Schizophreniekranke in der Psychose nicht nur als ohnmächtig, sondern mitunter auch als allmächtig. Der Mitmensch handelt dann z. B. gerade so, wie es sich der Schizophreniekranke vorstellt. Er führt – nach der Auffassung des Kranken – seine Gedanken aus. Selbst die Weltgeschichte oder das Wetter scheinen dann unhinterfragt von seiner Macht abhängig zu sein. Hinter solchen Allmachtsgefühlen findet sich aber meist dennoch der Eindruck, dass dem Kranken die geheimnisvolle Macht nur geliehen wird und er Ausführender eines geheimnisvollen „man" ist, der die Sache arrangiert.

Ohnmacht und Allmacht liegen nahe beieinander. Sie stellen nur zwei Seiten eines Erlebens dar, das dadurch charakterisiert ist, dass sich die Grenzen zwischen Innen und Außen auflösen.

2.4.3 „Innen ist vieles anders"

Im gleichen Maße wie Schizophreniekranke im psychotischen Zustand die Umwelt fremdartig erleben, fühlen sie sich oft auch selbst verändert. Empfinden sie die Außenwelt im schizophrenen Erleben „wie gestellt", so empfinden sie sich innerlich „wie gemacht oder gelenkt" (Conrad 1958). Was sie denken oder fühlen, erscheint ihnen ebenfalls mehr oder weniger fremdartig, wie von einem Fremden gedacht oder gemacht. Sie schätzen Einfälle und Gedanken unter solchen Umständen nicht mehr als ihre eigenen ein, sondern erleben sie als Ideen, die ihnen merkwürdigerweise und ohne ihr Zutun aufgedrängt werden.

Eingegebene Gedanken

Es mag für manche Leser besonders schwierig sein, sich in diese Veränderungen des inneren Erlebens hineinzufühlen, da sie das Bild, das wir von uns machen, in Frage stellen. Schließlich ist die Grundlage unseres Selbstverständnisses seit dem französischen Philosophen Descartes die Überzeugung, dass die Gedanken eines Menschen seinen persönlichen Besitz darstellen: „Ich denke, also bin ich". Wenn im schizophrenen Erleben an dieser Grundlage gerührt wird, droht der Schluss: „Ich denke nicht, also bin ich auch nicht". Trotzdem geht im psychotischen Erleben von Schizophreniekranken die Selbstbeobachtung nicht unter. Nur erscheint nun auch das Innenleben einem geheimnisvollen „man" ausgeliefert, das denkt und lenkt. Schizophreniekranke empfinden ihre Gedanken z. T. nicht mehr als „Einfälle", die ihnen spontan kommen, sondern als „Eingebungen", die von außen vorgegeben sind. Entsprechend gehen sie oft davon aus, dass diese Gedanken nicht ihnen allein gehören, sondern von anderen mitgehört werden können. So ist selbstverständlich, dass viele Kranke beispielsweise auf Fragen keine Antwort geben wollen, weil die Fragesteller ja ohnehin schon alles wissen.

Beispiel

„Sie können doch meine Gedanken lesen und wissen genau, wie es um mich steht. Verstellen Sie sich nicht. Sie wissen bestens, was passiert ist. Sie haben doch auch daran teilgenommen. Da ist doch Gedankenübertragung im Spiel", erwidert beispielsweise eine Patientin einem Arzt bei Klinikeintritt im Aufnahmegespräch.

Nicht selten empfinden Schizophreniekranke ihre Gedanken auch abgehört, vermuten überall Mikrofone versteckt, da sie unter dem zwingenden Eindruck stehen, ihre Gedanken seien anderen bekannt und müssten demzufolge abgehorcht worden sein. Diese Deutung wird noch verständlicher, wenn man von Schizophreniekranken erfährt, dass sie eigene Gedanken oft wie von außen wahrgenommene Stimmen selber laut in ihrem Kopf hören. Wenn aber die Gedanken für sie hörbar sind, so kann ihre Argumentationsweise lauten: Wieso sollen dann nicht auch andere Menschen sie vernehmen können?

Stimmen hören

Vom Empfinden, dass Gedanken laut werden und für die Kranken selber im Kopf hörbar sind, ist es nur noch ein kleiner Schritt zum Hören von Worten, Sätzen oder „Stimmen", die von außen kommen.

Beispiel

Ein Patient von Klaus Conrad mag diesen Übergang illustrieren: „Die hören meine Gedanken mit und alles, was ich mache. Sie brauchen gar nicht erst zuzugucken, die sehen das so. Wie die Apparate sind, weiß ich nicht, das muss mit dem Licht in Verbindung sein, bin schon dauernd am Überlegen. Es ist sehr interessant … Man wollte mir das Wort Generaloberst so in den Kopf eingeben … Sie wiederholen alles und bringen mich auf Punkte, die in meinem Leben eine Rolle gespielt haben. Man will es jedenfalls so haben, gibt mir die Gedanken ein, dann spreche ich die Gedanken aus und dementsprechend wird es dann mitgehört" (Conrad 1958, S. 91).

Typischerweise hören Schizophreniekranke hauptsächlich Stimmen, die ihr Handeln kommentieren.

Beispiel

Wenn ich eine Zigarette rauche, heißt es: „Jetzt raucht der." Oder eine andere Stimme sagt: „Rauch doch nicht." Wenn ich eine Straße hinunterlaufe, sagt eine Stimme: „Nun läuft er die Straße entlang, nun erreicht er die Ecke, und er fragt sich, welche Straße er wählen soll. Nun schaut er auf die Beine dieses Mädchens, nun in das Schaufenster der Metzgerei etc."

Manchmal vertreten die Stimmen aber auch das Pro oder Kontra einer Sache oder beschimpfen, drohen, trösten, kritisieren und befehlen.

Beispiel

So hörte ein älterer Schizophreniekranker verschiedenartige Frauen- und Männerstimmen. Eine tiefe Stimme sagte ihm: „C. P. ist ein Schwächling." Eine höhere Frauenstimme bestätigte dies: „Sollte nacherzogen werden." Dem widersprach eine andere Frauenstimme: „Das ist nicht wahr, er ist ein liebenswürdiger Mann."

Die Stimmen kommen nach der Einschätzung der Betroffenen von irgendwoher, aus den Wänden, der Luft, der Nachbarschaft oder aus der Höhe etc.

Häufig werden die Stimmen leiser oder verschwinden ganz, wenn Schizophreniekranke ein entspanntes Gespräch mit anderen Menschen führen oder wenn sie eine befriedigende Tätigkeit ausüben. Sie verstärken sich hingegen oft in sozialer Isolation oder in angespannter Stimmung.

Stimmen können für Schizophreniekranke äußerst störend und belastend sein. Sie können Angst und Verwirrung stiften.

Beispiel

Eine Patientin, die verschiedene Frauen- und Männerstimmen vor allem nachts hörte, bezeichnete ihre Stimmen als „quasi Dämonen, die mich nicht loslassen. Sie kommen von überall her, ich bin mitten drin am Herumdirigieren."

Sie können die Konzentration auf eine Arbeit oder ein Gespräch behindern. Doch ist Stimmenhören für viele Schizophreniekranke nicht immer störend. Einzelne Stimmen sind angenehm, andere werden als Botschaft oder Befehle angenommen. Dritte geben Anlass zu einem Gespräch, indem die Stimmen als imaginäre Partner benutzt werden.

Infolgedessen wehren sich manche Schizophreniekranke nicht gegen ihre Stimmen. Sie empfinden sie nicht als krank, sondern als etwas, was ihnen geschieht, ja was zu ihnen gehört. Sie können sie auch meist genau von den tatsächlichen Mitteilungen ihrer Mitmenschen unterscheiden. So kommt den Stimmen ein eigener Charakter zu.

Man kann vermuten, dass die Stimmen einen Teil der eigenen Gedanken der Schizophreniekranken darstellen. Nach dieser Auffassung würden eigene Gedanken von den Betroffenen wie fremde Objekte behandelt und dementsprechend als von außen kommend eingeschätzt. Ihr „Ich" hätte sich gleichsam auf einen extrem distanzierten Beobachtungsposten zurückgezogen, so dass selbst Innerliches (Gedanken und Gefühle) teilweise als nicht zu ihnen gehörig eingeschätzt wird.

Gedanken wären dann sinnliche Wahrnehmungen, eben „gehörte Worte" (Vorstellungen wären „visionär Gesehenes" und Empfindungen „halluzinativ mit dem Tast-, Geschmacks- oder Geruchssinn Wahrgenommenes"). Das innere Erleben würde dabei das Persönliche verlieren und nur als etwas Vorhandenes wahrgenommen, wie von einem gottähnlichen Regisseur auf der Bühne des Bewusstseins inszeniert.

Sprachliche Besonderheiten

Tatsächlich finden sich im sprachlichen Ausdruck Schizophreniekranker viele Hinweise, dass sie Gedanken und Worte wie sinnlich wahrgenommene Gegenstände behandeln. Wörter sind für sie dann nicht mehr ausschließlich Kommunikationsmittel oder nützliche Zeichen, die zur zwischenmenschlichen Verständigung gebraucht werden, sondern Sprachbilder, die sich verselbständigt haben. Sie können sie betrachten, in ihre Silben auflösen und neu zusammensetzen. Mitunter können Schizophreniekranke Wörter sogar wie Kunstgegenstände bearbeiten und verändern, so dass schließlich eine ganz künstliche, kaum mehr verständliche Ausdrucksweise resultiert. Dabei können auch Satzbau und Schreibweise vielgestaltig abgewandelt sein.

Beispiel

So äußert sich ein chronischer Schizophreniekranker: „Je wenn es-kälter wird die rote Sichel rundet sich. Der Monat, das Monat ältert sich."

Ein anderer: „Der Pfarrer ist nicht gerecht, verbricht das Brot, statt es zu brechen. Gewalt bricht Eisen und ist die Hand der Verteidigung. Das ist die schmetternde Hand, das ist wie ein Blitz. Epilepsie ist, wenn einer umfällt. Das kann der doppelte heilige Geist machen, der Herr der Herrlichkeit, das keusch bleibende C."

Ein anderes Beispiel eines solchen Querschreibens gegen die geltenden Sprachregeln ist auch das in ► Abschn. 3.4 wiedergegebene „Manifest" eines Schizophreniekranken.

Schizophrene Texte sind selten harmonisch, aus einem Guss, sondern sie beziehen ihren Reiz gerade aus der Widersprüchlichkeit, aus dem Bruch. Damit spiegeln sie aber auch das gebrochene Verhältnis der Schizophreniekranken zu ihrer Umgebung wider.

Verwirrend kann auch sein, wenn Schizophreniekranke den Symbolcharakter eines Wortes zur gegenständlichen Darstellung ihrer Situation benutzen.

Beispiel

Eine Patientin beklagte sich über die Herzlosigkeit ihrer Mutter mit folgenden Worten: „Sie hat einen Herzfehler und sollte zum Arzt gehen." Ein Schizophreniekranker greift seine Mutter tätlich an, weil sie einen bereits verfaulenden Apfel, den er liegen gelassen hat, in den Mülleimer warf. Der Patient beschimpft seine betagte Mutter, dass sie ihm seine Sexualität raube, weil sie seinen Adamsapfel weggeworfen habe.

Verändertes Körpergefühl

Ähnlich wie Schizophreniekranke ihre Gedanken teilweise nicht mehr als ihre eigenen, sondern als eingegeben empfinden, können sie auch Teile ihres Körpers als nicht mehr ihnen zugehörig erleben. Daraus kann der Eindruck entstehen, ihre Körperteile würden von außen gelenkt. Sie erleben sich dann wie Automaten, die ferngesteuert werden. Andere stehen unter dem Eindruck, dass sie eine Maschine im Kopf hätten. Es scheint ihnen dann so, als wenn ihnen die Kontrolle über ihren Körper (ähnlich wie z. T. über ihre Gedanken) entgleiten würde. In Anfangsstadien von psychotischen Störungen leiden Schizophreniekranke oft darunter, dass sie, wie im folgenden Beispiel, nicht mehr sicher sind, ob sie selbst eine Handlung vollführen oder ob jemand anderes ihre Glieder lenkt.

Beispiel
„Wenn ich meine Hand nach einem Kamm ausstrecke, ist es meine Hand, die sich bewegt. Meine Finger greifen auch zur Feder. Aber ich kontrolliere sie nicht. Ich sitze da und sehe, wie sie sich bewegen. Aber Hand und Finger scheinen irgendwie unabhängig zu sein. Was sie tun, hat nichts mit mir zu tun."

In schwereren Erkrankungsstadien kann der Leib völlig entstellt wahrgenommen werden, verzerrt, aber auch hohl, durchflutet von Strömen und Strahlen, erhitzt oder elektrisiert.

Beispiel
So beklagt sich eine ältere Patientin immer wieder, dass ihr Bett unter Strom gesetzt werde. „Ich kann gar nicht ruhig liegen. Ich werde verbrannt mit Wärmestrahlen. Dann trifft mich plötzlich ein Stromschlag. Das ist kein Leben." Die gleiche Patientin sucht sich vor den äußeren Einwirkungen mit dicken Verbänden zu schützen – ohne Erfolg.

Veränderte Empfindungen

Auch die eigenen Empfindungen erhalten etwas Unheimliches, Unwirkliches, „Kosmisches". Mit dem allmählichen Verlust eines mit den Mitmenschen geteilten Erlebens verlieren auch die Gefühle ihre Bedeutung als kommunikative Ausdrucksformen. So äußern Schizophreniekranke manchmal die Empfindung, dass sie „wie ohne Leben" wären.

Beispiel
Ein Betroffener berichtet rückwirkend: „Es war mir, wie wenn das Leben draußen wäre, wie vertrocknet." Ein anderer Schizophreniekranker sagt: „Meine Gefühle sind wie lahmgelegt. Dann wieder werden sie künstlich gemacht, eine Art Robotergefühl."

Schließlich können die eigenen Gefühlsäußerungen im Extremfall wie künstlich und fremdgemacht erlebt werden.

Beispiel
Ein Patient sagt: „Nicht ich schreie, die Einwirkung geht auf meinen Stimmnerv, dann brüllt es aus mir". Ein anderer meint: „Mein Lachen wird zum Gelächter, mein Weinen zum Heulkrampf. Ist alles so unwirklich."

2.4.4 Das Verständnis der Wirklichkeit ist anders

Suche nach Erklärungen

Wenn sich das Erleben in der schizophrenen Psychose so grundlegend verändert, ist es verständlich, dass die betroffenen Schizophreniekranken auch nach neuen und andersartigen Erklärungen ihrer Erlebnisse suchen. Entsprechend ihrem Empfinden, dass die Umwelt um sie herum arrangiert wird und sie selbst manipuliert werden, nehmen viele Schizophreniekranke an, eine böse Macht treibe mit ihnen ihr Spiel. Manche fühlen sich verfolgt, hypnotisiert oder vergiftet.

Beispiel
Ein junger, akut an Schizophrenie erkrankter Mann ist überzeugt, dass ihm von einer Frau im Gasthaus beim Kaffeetrinken eine Droge ins Getränk gemischt worden ist: „Ich habe es erst nachher gemerkt: sie hat mich so komisch ausgefragt, wie mir der Kaffee schmecke. Nachdem ich das Restaurant verlassen habe, ist mir Stunden später so seltsam zumute geworden. Ich habe mich gar nicht mehr so richtig gespürt. Diese Frau muss etwas mit mir im Schilde führen."
Ein anderer Patient erkrankt psychotisch auf einer Reise. Er habe an vielen Zeichen gemerkt, dass er verfolgt werde: „So hat sich der Vorhang im Zimmer merkwürdig bewegt. Auch der Spiegel ist so gestanden, dass man mich beobachten konnte. Im Radio war ein Abhörgerät installiert. Die Kellnerin im Restaurant sprach mich zuerst nicht an, dann aber in meiner Heimatsprache (obwohl er sich im Ausland befand). So viele Leute haben sich anders verhalten. Ein ganzes Komplott war gegen mich im Gange."

Dauert eine schizophrene Erkrankung sehr lange an, so kann ein ganzes Gedankengebäude errichtet werden, um die andersartigen Erlebnisse zu erklären. Mussten früher häufiger religiöse Gruppierungen herhalten, um die vermeintlichen Verfolgungen zu erklären, so treten heute oft Geheimdienste und politische Organisationen an ihre Stelle.

Beispiel
Einem Patienten wurde – nach seiner Überzeugung – von einem geheimdienstlich bestochenen Zahnarzt ein Sender in eine Zahnkrone

eingebaut. Auf diese Weise versuche der Geheimdienst, ihn zu steuern. Die Politiker, an die er sich hilfesuchend gewandt habe, seien vom Geheimdienst ebenfalls bestochen worden. Sie würden gegen die Machenschaften dieser Geheimdienste nicht einschreiten. So könne der Geheimdienst ihn weiter mit Stromschlägen quälen etc.

Schizophreniekranke können unter Umständen ganz in ihrer Vorstellungswelt gefangen sein und wie obiger Patient alles versuchen, damit die vermeintliche Verfolgung eingestellt wird. Viel häufiger gehen Betroffene im Alltag aber auf ihre wahnhaften Erklärungsversuche nicht weiter ein. Sie unterziehen sie keiner näheren Prüfung und verhalten sich auch nicht so, wie aufgrund ihrer Überzeugung zu erwarten wäre.

Beispiel
So kann sich ein Klinikpatient als Leiter der Institution, ja als Papst fühlen, dabei aber trotzdem fleißig die geschützte Werkstätte besuchen und sich ruhig ins Abteilungsleben einpassen.

Manche Schizophreniekranke suchen überhaupt nicht nach Begründungen für ihr verändertes Erleben. Andere distanzieren sich so schnell vom psychotischen Erleben, dass die Suche nach Erklärungen hinfällig ist.

Schließlich kann sich seltenerweise das Erleben so stark verändern, dass überhaupt kein klarer Gedanke mehr gefasst werden kann. In solchen Extremzuständen erleben die Schizophreniekranken eine Art Weltuntergang (Apokalypse). Diese äußerste Erfahrung, die nur Schwerstkranke erleiden, ist nicht mehr nachzuvollziehen. Die Zusammenhänge lösen sich auf, die Grenze zwischen Welt und Ich bricht ganz zusammen, der Kontakt mit der Umwelt zerreißt. Von außen kann dieser Extremzustand als Verzückung oder Blockierung imponieren. Betroffene Kranke können stunden- und tagelang in einer starren Position verharren und unter Umständen dadurch wund liegen, ohne nach außen hin eine Reaktion zu zeigen.

2.4.5 Rückgang

Alle diese psychotischen Veränderungen des Erlebens und Verhaltens können innerhalb von Tagen, Wochen oder Monaten wieder abklingen. Sie können aber auch in gemilderter Form anhalten.

Es gibt keinen einheitlichen Ablauf schizophrener Erkrankungszustände. Das Erleben in einer schizophrenen

Psychose, so charakteristisch es in seinen Grundzügen erscheint, ist von Patient zu Patient, von Zeitpunkt zu Zeitpunkt verschieden und von der Situation und der Umgebung der Bezugsperson mitgeprägt.

Ein Kranker kann in einem Moment völlig durcheinander sprechen und nicht zu verstehen sein, wenig später jedoch einen klar verständlichen Brief schreiben. Ein Schizophreniekranker kann zum Arzt zusammenhängend, aber zu seinen Angehörigen in ganz sonderbarer Weise sprechen. Schizophrenes Erleben ist nicht starr festgelegt. In aller Begrenzung und Entgrenzung gestaltet der Schizophreniekranke sein Erleben mit.

Folgeerscheinungen

Treten Episoden mit psychotischen Symptomen häufiger auf oder bleiben sie mit Schwankungen dauerhaft vorhanden, besteht die Gefahr, dass sie zur weiteren Entmutigung und Abkapselung der Kranken beitragen. Was die Patienten vor der Erkrankung mit Leichtigkeit vollbracht haben, bereitet ihnen nun Mühe. Sie benötigen hierzu ein Vielfaches an Erholungspausen, verfügen nicht mehr über die gewohnte Routine und vernachlässigen evtl. Körperpflege und Essen. Solche Folgeerscheinungen lang anhaltender Erkrankungen sind aber nicht die Regel, sondern auf schwere Krankheitsverläufe beschränkt. Meist klingt ein psychotisches Zustandsbild in ähnlicher Weise ab, wie es aufgetreten ist: entweder abrupt oder langsam, häufig aber über ein Zwischenstadium des Schwankens zwischen psychotischem und alltäglichem Erleben.

2.5 Exkurs über die Betroffenheit

Psychisches Kranksein ist über die Krankheitssymptome und das damit einhergehende Leiden hinaus bis heute leider noch mit Schamgefühlen verknüpft. Treffend wurde von Robert Musil in dem Roman „Der Mann ohne Eigenschaften“ gesagt, dass psychisches Leiden nicht nur als minderwertige Gesundheit, sondern dazu als minderwertige Krankheit aufgefasst werde.

Ist es schon schwer, das Vorliegen einer körperlichen Krankheit bei sich selber oder bei einem Nahestehenden zu akzeptieren, so erfordert dies bei einer psychischen Erkrankung noch mehr Überwindung. Häufig ist die Auseinandersetzung mit der Tatsache, dass ein Familienmitglied psychisch krank ist, ein langer Entwicklungsprozess, der nicht geradlinig verläuft. Oft noch schwieriger ist die Annahme einer eigenen psychischen Veränderung.

Dennoch soll im Folgenden der Versuch gewagt sein, einzelne Schritte bzw. Stufen dieser Entwicklung aufzuzeigen – zuerst bei betroffenen Schizophreniekranken, dann bei den mitbetroffenen Angehörigen.

2.5.1 Betroffenheit der Schizophreniekranken

■ Von der anderen („kranken") Sichtweise eingenommen

Schizophrenes Erleben im psychotischen Zustand setzt ein „Umsteigen" voraus. Die von den Mitmenschen geteilte Anschauungsweise der Wirklichkeit wird verlassen, manchmal sprunghaft, manchmal schleichend, bis ein Punkt erreicht ist, von dem aus es kein Zurück mehr gibt („point of no return"). Dieser Wendpunkt des Erlebens kann mit einem grundlegenden Orientierungswechsel verglichen werden. Um ein Beispiel aus dem Alltag zu geben: Fahren wir Zug, so zieht die Landschaft beim Blick aus dem Fenster an uns vorbei. Stellen wir uns nun den fahrenden Zug als stillstehend vor, so erleben wir, dass die Landschaft an unserem Fixpunkt vorbeirast. Es kann uns manchmal mit großer Konzentration auch gelingen, die eine oder andere Sichtweise nacheinander zu wählen. Dann springt unser Blickfeld von der einen zur anderen Vorstellung.

Perspektivenwechsel

Einen ähnlichen Perspektivenwechsel wie in unserem Beispiel erleben auch Schizophreniekranke. Nur ist ihr Umsteigen weder auf das Gesichtsfeld beschränkt, noch geschieht es in der Regel gewollt und von einem sicheren Ort aus. Auch erfolgt der Wechsel nicht immer in gleicher Weise. Bei den einen verändert sich das Erleben schrittweise (pendelnd zwischen „gesundem" und „krankem" Standpunkt), bei anderen langsam und punktuell, bei dritten abrupt und umfassend. Entsprechend diesen unterschiedlichen Übergängen löst die psychotische Erfahrung bei den einzelnen Betroffenen auch verschiedenartige Empfindungen und Reaktionen aus.

Erfolgt das Umsteigen schrittweise in einem Hin und Her zwischen alltäglichem und psychotischem Erleben, so löst der ständige Blickpunktwechsel, dem die Betroffenen ausgesetzt sind, häufig Angst und Verwirrung aus; sie finden sich nicht zurecht und spüren, dass sie die Kontrolle über sich selbst verlieren. Findet der Übergang vom „Gesunden" zum „Kranken" nur langsam und punktuell statt, so wird die Veränderung vorerst kaum bemerkt und nicht als beunruhigend erlebt. Tritt hingegen die psychotische Veränderung des Erlebens relativ rasch auf, so kann die Reaktionsweise unterschiedlich sein. Die einen wehren sich gegen das Unheimliche, das ihnen geschieht, und empfinden Angst und Spannung. Andere können sich in das psychotische Erleben fallen lassen oder es als Ausstieg aus überwältigenden Alltagsproblemen gutheißen, wenn es sie nicht einfach überwältigt.

Beispiel

So berichtet Dorothea Buck in einer Veröffentlichung: „Gleich zu Beginn meines ersten Schubes mit dem Aufbruch der noch schwachen inneren Impulse beschloss ich: mein Wille ist, nicht mehr zu wollen, sondern mich führen zu lassen. Ich bin also **mit** meiner Psychose, nicht gegen sie geschwommen. Deshalb hat mir die Psychose als Verlust der Selbstkontrolle keine Ängste verursacht. Erschreckend war für mich in diesem ersten Schub das blitzartige Überwältigtsein durch einige Eingebungen. Sie lösten neben dem Erschrecken auch eine Ratlosigkeit aus, welche mir dieses noch ganz ungewohnte Erleben nicht erklären konnte. Einen solchen blitzartigen Überfall habe ich nur noch einmal in meinem letzten Schub – nicht in den dazwischenliegenden – erlebt. Es ist wohl eher die Ausnahme als die Regel" (Buck u. Bock 1991, S. 18).

Schließlich kann das Umsteigen (allerdings selten) so plötzlich und so umfassend erfolgen, dass die Schizophreniekranken wie in einen Traum fallen und sich dementsprechend wie traumwandlerisch in einer entfremdeten Welt bewegen, ohne Zeichen der Verunsicherung oder Erschütterung.

Eigene Einschätzung als gesund

Solange ein Schizophreniekranker im psychotischen Erleben aufgeht, kann er die eigene Erkrankung nicht wahrnehmen. Krank sind dann immer die anderen, die sein Erleben nicht teilen. Da er die Welt anders sieht als die Mitmenschen, wird er an seiner Sichtweise festhalten, auch wenn ihn die anderen von der „normalen" Sicht der Dinge überzeugen wollen. „Nicht ich bin verrückt, **ihr** seid es."

Auch ein Betroffener, der neben schizophren-psychotischem Erleben „gesunde Momente" kennt, schätzt sich manchmal nicht als krank ein. Dabei können verschiedene Umstände eine Rolle spielen: Er mag die schizophrene Sichtweise als „wirklichere" – jedenfalls als eindrücklichere – erleben als die alltägliche. Er mag befürchten, durch Offenlegen seiner Veränderung zum psychiatrischen Fall gestempelt, in eine psychiatrische Klinik eingewiesen und dort womöglich mit Zwang behandelt zu werden. Er kann sich schämen, vor sich selbst und vor anderen. Oder er kann sich an die Hoffnung klammern, alles sei nur ein Spuk, eine Nervenkrise, der am besten keine Beachtung geschenkt werde. Schließlich mag er auch spüren, dass seine Angehörigen große Angst vor einer psychischen Erkrankung haben oder damit überlastet wären. In den letztgenannten Fällen ist sich der Betroffene seiner Problematik durchaus bewusst, verschweigt aber sein schizophrenes Erleben aus Angst vor den Folgen einer Offenlegung.

▪ Leiden am andersartigen Erleben

Eine Psychose kann aber auf die Dauer kaum vor den Mitmenschen versteckt werden. Bricht das psychotische Erleben in den Alltag ein, so ist die Erschütterung groß.

Beispiel

Ein Betroffener schreibt: „Eine Psychose gehört zu den stärksten und aufwühlendsten Erlebnissen im Leben eines Menschen. Einmal, weil man alle Einbildungen felsenfest für wahr hält und – so sie abklingen mögen oder nicht – diese Krankheit die weitreichendsten Folgen für den Kranken hat, wie Verlust des erlernten Berufs, evtl. Verlust des Partners und Bruch in den Familien und Freundesbeziehungen … Die Qualität der seelischen Aufregung – und Quantität – möchte ich vergleichen mit dem Aufgewühltsein bei großen Ereignissen im Leben eines Menschen wie Examen, Verliebtsein, Liebe, Tod eines nahe stehenden Menschen, wohl auch Geburt eines Kindes und starkes Engagement im Beruf, als Künstler oder für eine Ideologie. Nur sind die seelischen Ereignisse meist gemildert oder erträglich gemacht durch eine größenwahnhafte Komponente, dass man allen Verfolgungen entgeht und da und dort triumphiert. So fest wie an meine psychotischen Einbildungen habe ich sonst nichts in meinem Leben geglaubt, vielleicht als Kind noch an den lieben Gott." (Buck u. Bock 1991, S. 21).

Reaktion der Umwelt

So erschütternd psychotische Erlebnisse sein können, so ist auch immer zu berücksichtigen, dass Schizophreniekranke nicht nur an ihren eigenen Vorstellungen, sondern auch meist an der Reaktion der Umwelt leiden. Schizophrenien spielen sich nicht im luftleeren Raum, auf einem anderen Planeten – oder wie der Traum im Schlaf – ab.

Für Schizophreniekranke ist es fast immer schmerzhaft, wie die von ihnen erlebte Wirklichkeit mit der Wirklichkeit der anderen Menschen zusammenstößt.

Fremdheit

Sie leiden daran, von anderen nicht verstanden, zurückgestoßen, verletzt oder abgelehnt zu werden. Infolge ihres andersartigen Erlebens werden die Mitmenschen ihnen fremder. Manche fühlen sich wie durch eine Glaswand von den anderen Menschen abgegrenzt, unerreichbar. Oft schlagen sich die unerhörte „Einzigkeit" und Einsamkeit der Schizophreniekranken, aber auch das Unverständnis der Mitmenschen oder die ihnen aufgezwungenen Maßnahmen auf ihre Stimmung nieder. Viele fühlen sich in Frage gestellt, ja persönlich bedroht. Da wird Wachen zur Pflicht, Schlafen zur Gefahr. Die ständige Anspannung aber führt schließlich zu Ermüdung. Auch überall Sinnzusammenhänge zu spüren, ohne sie einordnen zu können, ist auf die Dauer unheimlich anstrengend.

▪ Schwierige Rückkehr in den Alltag

Wenn ein Schizophreniekranker nach einiger Zeit – durch eine Behandlung oder spontan – wieder aus dem psychotischen Ausstieg in die alltägliche Erlebnisweise zurückkehrt, begegnet ihm zwar ein Alltag mit bekanntem Gesicht, doch ist die Konfrontation damit meist hart. Er hat oft Mühe, sich zurechtzufinden und trägt die Erfahrung einer Erlebniswelt mit sich, die er nicht so einfach ablegen kann. Dabei macht ihm möglicherweise zu schaffen, dass er Opfer eines Geschehens wurde, das er nur teilweise oder gar nicht steuern konnte. Tatsächlich erschwert die Erfahrung, von außen gesteuert oder beeinflusst worden zu sein, die aktive Auseinandersetzung mit diesem Erleben auch nach Abklingen der Psychose.

Mit der Krankheit leben

Die Verarbeitung einer Psychose wird ferner durch fehlendes Verständnis der Umwelt erschwert. Auch integrationswillige Schizophreniekranke empfinden sich oft nach Abklingen der psychotischen Episode in einem mitmenschlichen Vakuum, das sie verunsichert. Als Folge davon bemühen sich viele, sich besonders leistungsfähig und gesund zu stellen. Auch wenn sie sich dadurch nicht überfordern oder erschöpfen, wird diese Haltung einer Erklärung ihrer Lebenssituation und einem Aufarbeiten der Erlebnisse in der Psychose eher entgegenstehen. Schließlich kann eine spürbare Verletzlichkeit mit der Folge, auf Belastungen wieder psychotisch zu reagieren, dazu beitragen, sich nicht mit belastenden Erfahrungen der Vergangenheit auseinanderzusetzen. Auch ganz reale Fragen und Belastungen machen das Einleben im Alltag sehr schwierig.

Beispiel

Eine Betroffene schreibt nach Abheilung ihrer Psychose: „Und wie ertrage ich es, wenn von Kollegen (die nichts von meiner Erkrankung wissen) oder in den Massenmedien über diese Krankheit gewitzelt wird? Der bekannteste Slogan ist wohl ‚Du bist nie allein mit der Schizophrenie', und zu meinem Schrecken kann ich die Richtigkeit dieses Satzes nur bestätigen. Und welche Gefühle müssen in mir aufsteigen, wenn auf meinem Schreibtisch ein Rundschreiben landet, in dem Sozialarbeiter vor Eltern gewarnt werden, die ihre Kinder misshandeln könnten, und schizophrene Eltern in dieser

Beziehung als besondere Risikogruppe bezeichnet werden? Und wie sehen jetzt meine Heiratschancen aus? Kann ich einfach hinnehmen, dass ich nie ein Kind adoptieren oder nach Amerika auswandern kann? Und wer mit einer Schizophrenie hat je versucht, eine Lebensversicherung abzuschließen? Man kann nur lernen, mit dieser Krankheit zu leben und die eigenen Grenzen zu akzeptieren" (Katsching 1989, S. 87).

Solche Schwierigkeiten können zur Entmutigung und zur erneuten Abkapselung der vormals an einer schizophrenen Psychose erkrankten Menschen beitragen. Damit besteht aber auch die Gefahr, dass sich Fehlhaltungen (wie starkes Misstrauen, zwanghafte Kontrollbedürfnisse, Drogen- und Alkoholkonsum) entwickeln oder neue psychotische Erkrankungen anbahnen können.

Einzelne Betroffene, die psychotisch gewesen sind, berichten davon, dass ihnen der Versuch geholfen hat, den psychotischen Zustand rückblickend wie einen Traum zu deuten. Dadurch hätten sie ihre außerordentliche Erfahrung mit der Alltagswelt in Verbindung bringen und sich selber besser verstehen lernen können. Wenige andere möchten die psychotische Erfahrung nicht missen, da sie ihnen eine andere Sichtweise der Welt eröffnet habe; dadurch wäre es ihnen möglich gewesen, die Dinge mehr von verschiedenen Seiten aus zu betrachten. Wieder andere lassen die psychotische Erfahrung „hinter dem Berg" zurück und suchen sie zu vergessen ohne ihr einen Sinn zu geben.

Ein größerer Teil der Betroffenen findet allerdings keine Distanzierung vom schizophrenen Erleben und behält (vielleicht in abgeschwächter Form) auch nach Rückkehr in die „Normalität" Überzeugungen bei, die sich während der Psychose gebildet haben. Schließlich sind auch jene eher seltenen Schizophreniekranken nicht zu vergessen, die nach mehreren Krisen aus dem schizophrenen Erleben nicht mehr herausfinden. Ihr Schicksal ist in sozialer Hinsicht von Einschränkungen geprägt, wie sie auch körperlich Behinderte kennen, jedoch kompliziert durch den Nachteil, auch als Behinderte „anders" zu sein.

2.5.2 Betroffenheit der Angehörigen

▪ Das Nichtwahrhabenkönnen

Vor allem bei schleichendem Beginn einer Erkrankung fällt es nächsten Angehörigen manchmal schwerer als Außenstehenden, Veränderungen des Patienten zu sehen bzw. sie als Zeichen einer

Krankheit zu werten. Außenstehende sprechen demnach häufig als erste davon, „dass etwas mit dem Betreffenden nicht stimmen kann."

Dazu ist keineswegs Voraussetzung, dass eine nahe Bezugsperson mit dem Schizophreniekranken eine krankhafte Beziehung eingegangen ist. Vielmehr ist die Tendenz mancher Angehöriger, Krankheitszeichen nicht wahrnehmen zu können, als Selbstschutz zu verstehen: schließlich sind die vermuteten Konsequenzen einer Erkrankung oft so weitreichend, dass man sie am liebsten wegschieben möchte. Andererseits können Schizophreniekranke die von ihnen erlebte Veränderung oft über lange Zeit kaschieren, z. B. indem sie sich intensiveren Kontakten entziehen, sich in ihr Zimmer zurückziehen oder bei spärlichen Kontakten auf zaghafte Fragen ausweichende oder keine Antworten geben. Und es ist möglich, dass die Angehörigen länger über die kranken Seiten hinwegsehen, weil sie hinter allen Veränderungen auch die fortbestehenden gesunden Anteile sehen.

Beispiel

So erinnert sich die Mutter eines Schizophreniekranken, Franziska Mattmann, in dem Buch **Das verlorene Ich** der Zeit vor dem ersten Spitalaufenthalt ihres Sohnes (S. 7f): „Schließlich erhob ich mich (nachdem ihr Sohn hospitalisiert wurde) und ging zum ersten Mal seit Monaten in das Zimmer meines Sohnes, der mir den Zugang stets verwehrt hatte und sein Zimmer als sein persönliches Reich hütete. Er schloss ab, wenn er aus dem Haus ging. Ich hatte nie die Möglichkeit, das Zimmer in Ordnung zu bringen. Und gewaltsames Eindringen lag mir nicht. Ich respektierte instinktiv seinen Wunsch für ein persönliches Reduit.

Aber dann verließ er nicht einmal mehr sein Zimmer. Tagelang saß er darin wie eine Spinne und rührte sich nicht. Ich sah es durch den Türspalt, den mein Sohn offen gelassen hatte. Er saß da, sah vor sich hin, den Kopf in die Hand gestützt und rührte sich nicht.

Er vereinsamte. Und er hatte Angst, wenn es an der Tür läutete oder wenn nur das Telefon klingelte … Als ich ihn einmal fragte, vor was er sich so ängstigte, erwiderte er geheimnisvoll und leise: Man muss vorsichtig sein – die wollen einen kaputtmachen. Am besten ist es, wenn man stumm bleibt. Wir alle sprechen sowieso viel zu viel. Wenn man nichts sagt, existiert man auch nicht wirklich, und sie können einem nichts anhaben!"

Nachdem die Mutter das Zimmer ihres Sohnes betreten hat, bemerkt sie: „Ich sah die Verwahrlosung mit Schrecken, wusste aber auch gleichzeitig, dass ich schon viel früher hätte energisch etwas unternehmen müssen. So etwa wird es auch in seinem Innern aussehen!"

- **Sehen, aber nicht begreifen können**

Wird das Verhalten der Patienten so auffällig und belastend, dass es als störend empfunden wird, stellt sich umgehend die Frage, wie diese Veränderung zu erklären sei. Häufig wird versucht, eine Erklärung auf dem Hintergrund der jeweiligen Lebensgeschichte zu finden.

Beispiel

Auch bei Franziska Mattmann steigt zuerst die Erinnerung an die Schulzeit ihres Sohnes hoch; diese Zeit wurde zur Tragödie, „weil ein unverständiger Lehrer den ihm unbequemen Schüler hasste." Dann erinnert sie sich: „Später, im Studium, wurde er von Kollegen belächelt, gepufft und verhöhnt. Er war bei seinen Lehrern nicht beliebt. Man verstand ihn einfach nicht und nahm sich keine Mühe, ihn zu verstehen. So schob man ihn stets auf die Seite. Im besten Fall ließ man ihn ungeschoren."

Nach einer eigenen Studie (Hell 1998) führt knapp die Hälfte der Ehepartner von Schizophreniekranken die Erkrankung auf eine psychologische oder soziale Ursache zurück. Immer wieder werden auch von anderen Angehörigen berufliche oder familiär belastende Ereignisse aufgeführt.

Biographische Interpretationen

So wichtig solche Belastungsfaktoren für das Verständnis einer schizophrenen Erkrankung sind, so sehr erschweren biographische Interpretationen die Annahme einer schweren psychotischen Erkrankung. Sie fördern auch die Schuldfrage. Oft rückt die Schuldfrage so ins Zentrum, dass sie von der eigentlichen Problematik ablenkt. Verständlicherweise belasten Schuldgefühle insbesondere Angehörige. Umgekehrt fragen sich auch Angehörige, die in einem unbelasteten Verhältnis zum Kranken stehen, was sie verpasst oder falsch gemacht hätten. Selbst Kinder stellen sich die Frage, ob sie nicht brav und hilfreich genug gewesen wären! Solche Selbstinfragestellungen gehen häufig mit Schuldzuweisungen an Dritte einher, so dass Eltern den Ehepartner des Patienten und dieser wiederum die Eltern verantwortlich machen können.

Beispiel

So wirft in einem Fall eine Mutter der Schwiegertochter vor: „Es ist kein Wunder, dass dein Mann erkrankt ist, angesichts deiner Alkoholprobleme und deiner Unzuverlässigkeit." Umgekehrt bringt die Ehefrau des Schizophreniekranken die Schwiegermutter mit der Bemerkung zum Schweigen, dass sie sich selber am meisten Vorwürfe zu machen habe: „Du hast doch deinen Sohn als Kind in ein Heim gebracht und nach der Scheidung einem jähzornigen Stiefvater ausgesetzt."

Selbstinfragestellungen und Schuldzuweisungen können zu einem anwachsenden Druck für alle Betroffenen werden, auch wenn sich dahinter die Hoffnung verbirgt, die „Krise" oder den „Nervenzusammenbruch" ohne einschneidende Maßnahmen wieder zu beheben.

> **Wenn aber die schizophrene Behinderung anhält und wenn die Frage der Schuld immer mehr Nahrung erhält, entwickelt sich für viele Familien eine schwere Zerreißprobe.**

Angst vor Unverständnis und Vorwürfen von Nachbarn und Freunden, aber auch das Verhaltensmuster der Kranken selbst (nächtliche Unruhe, hygienische Verwahrlosung, kritikloses Verhalten oder Abkapselung) können die Situation verschärfen. Durch die Überlastung während dieser Phase kommen auch viele Angehörige in einen Erschöpfungszustand, der sie unter Umständen ebenfalls völlig verändert erscheinen lässt.

Beispiel

Verena Diserens, ehemalige Präsidentin der Vereinigung von Angehörigen Schizophreniekranker in Zürich, schreibt in einem Artikel, der an die Ärzte gerichtet ist: „Angehörige erleben diese Krankheit aus anderer Sicht und einem anderen Blickwinkel, aber immer ungeschützt, als eine Attacke auf ihr Selbstgefühl und auf das innere Gleichgewicht. Rückzug, Verstummen, Misstrauen, allem und jedem eine Bedeutung zumessen, die Nacht zum Tage machen und umgekehrt, Angst und nochmals Angst, bis zum Verfolgungswahn, erleben wir Angehörige zweifach. Einmal beim Kind, dem Partner, der Partnerin und dann parallel dazu bei uns selbst. Wir verhalten uns mit der Zeit dann genauso, vielleicht in gemäßigter Form. Es ist für mich sehr wichtig, dass Sie das erkennen. In psychotischen Zeiten unserer Kinder, Partner, Partnerinnen, stehen wir quasi ebenso neben uns (uf Züritüütsch: „Näbed de Schueh!").

Angehörige trauen sich in dieser Zeit häufig nicht zu, Hilfe von außen in Anspruch zu nehmen, sei es aus Angst, dem kranken Familienmitglied Unrecht zu tun, sei es wegen eigener Schamgefühle. Nicht zuletzt machen es auch viele Vorurteile gegenüber psychischen Erkrankungen schwer, sich einzugestehen, persönlich betroffen zu sein.

Isolierung der Angehörigen

Bei akuteren Krankheitsverläufen löst sich diese Problematik wieder auf, wenn es dem Patienten besser geht und damit auch die Verunsicherung der Angehörigen abnimmt. Bei länger andauernden Behinderungen laufen aber Familien von Schizophreniekranken

Gefahr, statt Unterstützung zu suchen und zu erhalten, in Isolierung zu geraten.

Beispiel

Die dargestellte Problematik bleibt nach statistischen Untersuchungen nicht ohne Auswirkungen auf die Kranken. Wo Verhaltensschwierigkeiten der Patienten als Ausdruck bösen Willens interpretiert werden, neigen Angehörige nach einer älteren Untersuchung von Vaughn und Leff (1977) eher zu Vorwürfen gegenüber ihren kranken Familienangehörigen. So glaubten zwei Drittel der von den Autoren untersuchten Angehörigen, die den Patienten ablehnten, nicht an das Vorliegen einer Krankheit beim schizophrenen Familienmitglied. Sie standen vielmehr unter dem Eindruck, der Kranke handle aus böser Absicht heraus. Aus diesem Grund mögen die Angehörigen vermehrt verwirrt, verärgert oder vorwurfsvoll gegenüber dem Patienten reagiert haben.
Allerdings gilt es festzuhalten, dass viele Gefühle von Angehörigen entsprechend der zwiespältigen Lebenssituation ambivalenter Art sind, wechselhaft, plötzlich einschießend und wieder verleugnet. Auch nach M. Bleuler (1972) besteht „ein ständiges Wechselspiel zwischen dem Zustand des Kranken und der Zu- oder Abwendung der Angehörigen. Dieses Wechselspiel ist kaum statistisch zu erfassen. Man erahnt es, sobald man sich in die einzelnen Krankengeschichten vertieft" (S. 351).

2.5.3 Das Einsehen und das Erlernen, damit zu leben

Trotz vieler innerer und äußerer Widerstände zwingen die krankheitsbedingten Umstände die Angehörigen manchmal früher, manchmal später zu der Einsicht, dass eine psychische Krankheit zum Zusammenbruch geführt hat. Das Gefühl der hilflosen Wut und des Ausgeliefertseins weicht der Erkenntnis, dass die bisherigen Vorstellungen und Verhaltensweisen der Situation des Kranken nicht gerecht werden können.

Entlastung der Angehörigen durch Akzeptanz der Krankheit

Ist dieser Schritt erst einmal getan, fühlen sich paradoxerweise viele Angehörige entlastet, weil sie die eingetretenen Veränderungen des Kranken nicht immer neu hinterfragen müssen. Sie können sie vielleicht sogar als Herausforderung akzeptieren und in der Sorge um den Kranken eine neue Aufgabe entdecken. So stellt die zeitlich begrenzte Übernahme von Pflichten, die früher der Kranke selbstständig erfüllte, nicht nur eine zusätzliche Arbeit dar. Im Gegensatz zum emotionalen Druck, mit dem eine schizophrene Erkrankung einhergeht, geben diese Aufgaben auch einen neuen Lebensinhalt, der neben Ermüdung auch Befriedigung schaffen und von ständigen Sorgen etwas ablenken kann.

Darüber hinaus ermöglicht das Annehmen der Erkrankung den Angehörigen, sich dem abweichenden Verhalten des Kranken mit weniger Ressentiments zu stellen und sich weniger schuldig zu fühlen.

Sie müssen nun das manchmal unvorhersehbare und bizarre Verhalten schizophrener Patienten weniger als persönliche Kränkung empfinden und es weniger auf die familiären Verhältnisse beziehen. Zugleich können sich Angehörige jedoch mit der „Krankschreibung" des Patienten innerlich etwas von ihrem Familienmitglied distanzieren, indem sie Teile von ihm als fremdartig und krank erleben.

Dies darf weder mit mangelndem Engagement noch mit eingeschränkter Einfühlung in die Persönlichkeit des Kranken gleichgesetzt werden. Es gibt keinen Grund, einen kranken Menschen weniger zu achten und zu lieben als einen gesunden.

Beispiel

So fand sich in groß angelegten Stichprobenuntersuchungen in den USA, in England und in der Schweiz übereinstimmend, dass die große Mehrzahl der befragten Familienmitglieder den psychiatrischen Patienten nicht nur zu Hause haben will, sondern dass sie ihn dort auch akzeptiert. Der prozentuale Anteil der den Patienten ablehnenden Familienangehörigen schwankte in diesen Studien zwischen 5% und 25%. Auch haben stichhaltige Untersuchungen (vgl. Hell 1998) den Nachweis erbracht, dass keine Bevölkerungsgruppe weniger Vorurteile und weniger Ablehnung gegenüber psychisch Kranken hat, als gerade die Gruppe der Angehörigen dieser Kranken.

Langzeitstudien legen nahe, dass über die Akzeptanz der Erkrankung durch die Angehörigen gezieltere Hilfe für die Patienten möglich ist. So konnte z. B. in einer frühen Verlaufsstudie von Hogarty u. Anderson (1986) die Rückfallrate jener Patienten, deren Angehörige an Kursen über schizophrene Erkrankungen orientiert wurden (und weitere Familienhilfe erhielten), innerhalb eines Jahres auf 19% gesenkt werden, während die Kranken mit uninformierten Angehörigen trotz Einzelbetreuung in 35,7% der Fälle Rückfälle aufwiesen. Leider werden solche Studienergebnisse in aktuellen Lehrbüchern kaum erwähnt (Berger 2014).

2.6 Wie werden Schizophrenien diagnostiziert?

Die Annahme einer schizophrenen Erkrankung bedingt eingehende körperliche und psychologische Abklärungen.

> **Schizophrene Erkrankungen sind nicht an einem einzelnen Symptom oder an einer isolierten Verhaltensweise zu erkennen.**

Manche Auffälligkeiten kommen in schwächerer Form auch bei Gesunden oder andersartigen Kranken vor und lassen nicht auf eine schizophrene Anfälligkeit schließen. Ein einzelnes zuverlässiges Kennzeichen (z. B. ein biologisches Merkmal) ist bisher nicht gefunden worden. So steht auch kein spezifischer Test – weder ein psychologischer noch ein Labortest – zu Verfügung, mit dem man Schizophrenien sicher nachweisen könnte.

Klassifikation

Für die Diagnose gelten heute die Richtlinien zweier Klassifikationssysteme: das **ICD-10** der Weltgesundheitsorganisation (Internationale Klassifikation psychischer Störungen) und das **DSM-5** der Amerikanischen Gesellschaft für Psychiatrie (Diagnostisches und Statistisches Manual Psychischer Störungen DSM-5, American Psychiatric Association, 2015). Im europäischen Raum wird mehrheitlich das ICD-10 verwendet, während in den USA das DSM-5 zur Anwendung gelangt.

Ohne auf Details einzugehen, verlangen ICD-10 und DSM-5 eine unterschiedliche Zeitdauer, während welcher Symptome auftreten müssen; auch das Vorhandensein von bestimmten Symptomen wird ungleich gehandhabt. Das DSM-5 hat die Kategorisierung in Schizophrenietypen – die sog. „Subtypisierung" – aufgegeben. An deren Stelle ist eine dimensionale Betrachtung der Merkmale hinzugekommen, d. h. die Symptome werden nach Schweregraden und Verlauf gekennzeichnet. Betont wird die Forschung mit der sog. Bildgebung, also der Anatomie und Funktion des Gehirns mittels Magnetresonanztomographie, und der Genetik. Auf diesem Grundgerüst soll das DSM-5 weiterentwickelt werden. Wie Paulzen und Schneider (2014) ausführen, ist es dafür aber noch zu früh, weil die Resultate aus diesen Gebieten keine Rückschlüsse auf die Klassifikation der Erkrankung erlauben.

Im Folgenden beziehen wir uns auf das ICD-10, weil es im europäischen Raum vorherrschend ist.

Hauptsymptome

Die folgende Aufstellung der **Hauptsymptome** folgt in der Reihenfolge dem ICD-10, ohne es allerdings wortwörtlich wiederzugeben.

Hauptsymptome nach ICD-10

- **Gedankenlautwerden, -eingebung, -entzug oder -ausbreitung.** Es handelt sich um sog. Ich-Störungen, bei denen die Grenze zwischen „Ich" und Umwelt verschwimmt. So werden etwa Gedanken und Gefühle als fremd bzw. als von außen gemacht wahrgenommen, oder der Kranke nimmt seine Umgebung als verwandelt – wie für ihn hingestellt – wahr (► Abschn. 2.4: Außen ist vieles anders bzw. innen ist vieles anders).
- **Wahn.** Als Wahn bezeichnet man eine unkorrigierbare Beurteilung der Realität, die der Erfahrung und Überzeugung anderer Menschen widerspricht. Schizophrene Kranke sind oft wahnhaft davon überzeugt, dass sie beeinflusst oder kontrolliert werden.
- **Stimmenhören (akustische Halluzinationen).** Der Kranke hört jemanden oder mehrere Personen sprechen, ohne dass andere diese Stimmen vernehmen können. Diese Stimmen können untereinander Dialoge führen, das Tun der Kranken kommentieren oder Befehle erteilen.
- **Bizarrer Wahn.** Der Kranke ist z. B. überzeugt, eine historische oder andere bekannte Persönlichkeit zu sein oder übermenschliche Kräfte und Fähigkeiten zu besitzen.

Für die Diagnose einer Schizophrenie muss mindestens eines der oben aufgeführten Hauptsymptome eindeutig vorhanden sein.

Weitere Symptome haben nicht das gleich große Gewicht wie die erstgenannten:

Weitere Symptome

- **Anhaltende Sinnestäuschungen (Halluzinationen) anderer Sinne**, z. B. anhaltende Geruchs-, Geschmacks- oder Körperhalluzinationen, begleitet von flüchtigen Wahngedanken.
- **Störungen des Gedankenflusses**, z. B. Gedankenabreißen, Gedankeneinschub oder Zerfahrenheit. Ein Beispiel von Gedankenabreißen gibt Eugen Bleuler mit folgender Fallbeschreibung von 1911: „Wir fragen ein Mädchen über ihr Vorleben aus; sie gibt ganz gut chronologisch Bescheid über ihre Vergangenheit. Auf einmal kommt sie

nicht weiter; wir fragen, was nun weiter geschehen sei; nichts mehr ist zu erfahren. Erst lange nachher, auf allerlei Umwegen dazu gebracht, platzt sie heraus, dass sie zu jener Zeit den Geliebten kenngelernt habe."

- **Störungen des psychomotorischen Ausdrucks (sog. katatone Symptome)**, z. B. Bewegungsstereotypien, Stupor oder anhaltendes Schweigen.
- **Negative Symptome**, z. B. sozialer Rückzug, Apathie, Sprachverarmung. Negative Symptome sind weniger dramatisch als positive Symptome (wie Stimmenhören und Wahnideen), aber prognostisch eher ungünstiger.

Die Diagnose einer Schizophrenie kann auch gestellt werden, wenn mindestens zwei solcher weiterer Symptome vorhanden sind.

Nach ICD-10 der WHO muss zur Diagnose einer Schizophrenie mindestens eines der genannten Hauptsymptome bzw. zwei der weiter genannten Symptome (im Minimum während eines Monats) mehr oder weniger anhaltend vorhanden sein.

Zur Diagnose einer Schizophrenie müssen auch körperliche Erkrankungen, die mit psychotischen Störungen einhergehen, ausgeschlossen werden. Deshalb sind neben einem eingehenden Gespräch mit dem Kranken auch körperliche Abklärungen nötig.

2.6.1 Vorgehen bei der ärztlichen Abklärung

Im ärztlichen Gespräch mit dem Kranken geht es nicht nur um ein Sammeln von Fakten, sondern auch um die Erfassung des aktuellen Leidensdrucks des Kranken, der u. U. bedrohliche Ausmaße annehmen kann. Bei der Untersuchung ist es wichtig, dem Patienten zu vermitteln, dass der Arzt dessen Erleben nicht in Frage stellt, auch wenn er es anders interpretiert. Eine solche Haltung erleichtert den auch diagnostisch wichtigen Beziehungsaufbau mit dem Kranken. Verständnis für das psychotische Erleben ist auch deshalb angebracht, weil mit sog. funktioneller Bildgebung vielfach nachgewiesen werden konnte, dass beim Stimmenhören die für diese Wahrnehmungen relevanten Hirnareale aktiviert werden, so dass das Erleben der Kranken als gegeben angenommen werden kann.

Ausschluss anderer Erkrankungen

Mittels sorgfältiger Befragung sind auch Hinweise auf andere Erkrankungen – etwa Infektionen, Stoffwechselstörungen, Vergiftungen, Drogenmissbrauch, Alkoholismus, neurologische Störungen oder andere psychiatrische Erkrankungen – zu eruieren. Mittels körperlicher Untersuchung ist der Gesundheitszustand zu erfassen, wozu auch Laborabklärungen gehören. Zusätzlich sollte bei jeder ersten Manifestation einer Erkrankung aus dem schizophrenen Formenkreis ein Bild des Gehirns angefertigt werden, mit sog. bildgebenden Verfahren wie Computertomographie oder Kernspintomographie. Zur Abklärung gehört auch ein Elektroenzephalogramm (Hirnstromkurve). Diese Verfahren helfen mit, neurologische Erkrankungen wie z. B. tumorbedingte Raumforderungen oder Epilepsien auszuschließen.

Die Abgrenzung einer schizophrenen Erkrankung von anderen körperlichen oder psychischen Störungen ist nicht immer einfach. Schwere Depressionen gehen häufig mit wahnhaften Überzeugungen und sozialem Rückzug einher, wenn auch in anderer Form. Oftmals hilft neben allen erwähnten Maßnahmen erst eine genaue Verlaufsbeobachtung, die Diagnose zu sichern.

Zudem gilt es, subjektive Fehlerquellen zu berücksichtigen; es bleibt aber auch eine Ungewissheit, ob sich hinter der beschriebenen Veränderung der Gesamtpersönlichkeit, die übereinkunftsmäßig als Schizophrenie bezeichnet wird, nicht unbekannte und unterschiedliche Krankheiten verbergen, die im Endeffekt ähnliche Erscheinungsbilder hervorrufen (so wie verschiedene Infektionskrankheiten gleichartige Fieberzustände bewirken können).

Die Erfassung schizophrener Zustandsbilder ist heute durch eine Reihe methodischer Verbesserungen zuverlässiger möglich als früher. Die genaue Erfassung eines Zustandsbildes darf aber nicht mit dem Wesen einer Erkrankung verwechselt werden. Es bleibt offen, was das Wesen schizophren genannter Erkrankungen wirklich ausmacht.

2.7 Weiterführende Literatur

- Bock T (2007) Lichtjahre – Psychosen ohne Psychiatrie. Psychiatrieverlag, Bonn (*Krankheitsverständnis und Lebensentwürfe von Menschen mit unbehandelten Psychosen*)
- Hell D, Endrass J, Vontobel J, Schnyder T (2011) Kurzes Lehrbuch der Psychiatrie, 3. Aufl. Huber, Bern (*Einführung in die Psychiatrie mit Klärung psychopathologischer Begriffe und Darstellung psychischer Störungen*)

- Mattmann F (1988) Das verlorene Ich. Tagebuch einer Mutter, 3. Aufl. Zytglogge, Bern (*Betroffenheit einer Mutter*)
- Navratil L (1983) Gespräche mit Schizophrenen. Deutscher Taschenbuchverlag, München (*Erlebensweisen von kreativen Schizophreniekranken*)
- Ruffer A (1999) Leben mit Schizophrenie. Scherz, Bern (*Gespräche mit einer Schizophreniekranken über ihren Weg aus der Krankheit*)
- Scharfetter C (1999) Schizophrene Menschen, 5. Aufl. Beltz Psychologie Verlags Union, Weinheim (*Prägnante wissenschaftliche Übersicht*)
- Zöllner HM (1997) Psychiatrie in Lebens- und Leidensgeschichten. Enke, Stuttgart (*Einfühlsame Darstellung von psychisch Schwerkranken, die jahrelang hospitalisiert waren*)

Wie verlaufen Schizophrenien?

D. Hell, D. Schüpbach *Schizophrenien*,
DOI 10.1007/978-3-662-48932-1_3

Erkrankungsverlauf

Die Lebensqualität sowohl des Patienten als auch z. T. seiner Familie hängt wesentlich vom Verlauf der Erkrankung ab. Deshalb ist es für Betroffene von zentraler Bedeutung, ob sie sich mit der Erkrankung abfinden müssen oder ob sie auf Besserung hoffen können.

Grundsätzlich kann der Verlauf schizophrener Leiden sehr unterschiedlich und in seinem Erscheinungsbild vielfältig sein. Als Orientierungshilfe sollen hier einige Verlaufsformen aufgezeigt werden, obwohl dies für den Einzelfall eine grobe Vereinfachung bedeutet.

Bei der Beschreibung eines Verlaufs sind im Wesentlichen drei Zeitabschnitte zu berücksichtigen:

- Beginn der Erkrankung,
- weiterer Krankheitsverlauf über Monate oder Jahre,
- Endzustand (d. h. Ausmaß der Behinderung nach Jahrzehnten).

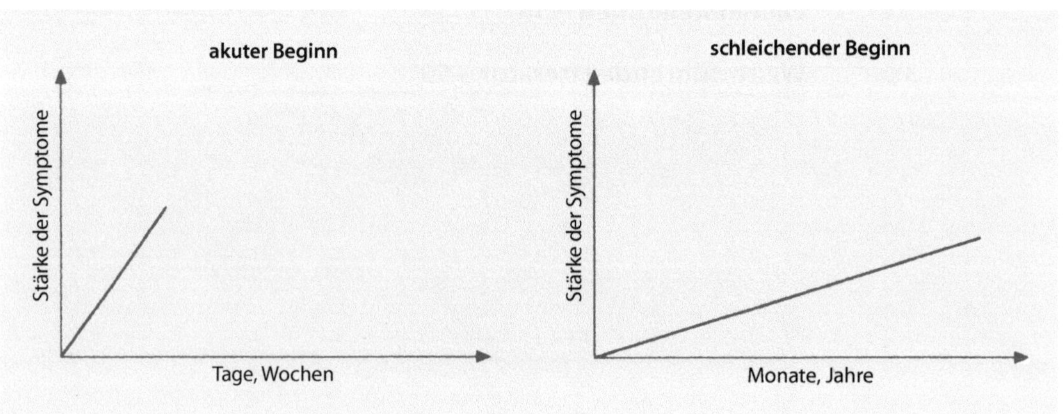

Abb. 3.1 Krankheitsverlauf zu Beginn der Erkrankung

▪ Beginn der Erkrankung

Der Krankheitsbeginn kann durch einen plötzlichen Ausbruch von Symptomen gekennzeichnet sein. Es wird dann von einem akuten Beginn gesprochen. Wenn die Symptome sich langsam, über Monate und Jahre hinweg entwickeln, spricht man von einem schleichenden Beginn (Abb. 3.1).

Beim ersten Auftreten einer Schizophrenie ist es besonders schwierig, genaue Vorhersagen für die Weiterentwicklung der Krankheit zu machen. Bemerkenswert ist aber, dass es bei ca. 10–20% aller Ersterkrankungen zur Spontanheilung auf Lebenszeit kommt.

▪ Verlaufstyp

Treten im weiteren Krankheitsverlauf Episoden mit psychotischen Symptomen im Wechsel mit symptomfreien Zeiträumen auf, so spricht man von einem phasischen (oder besser: episodischen)

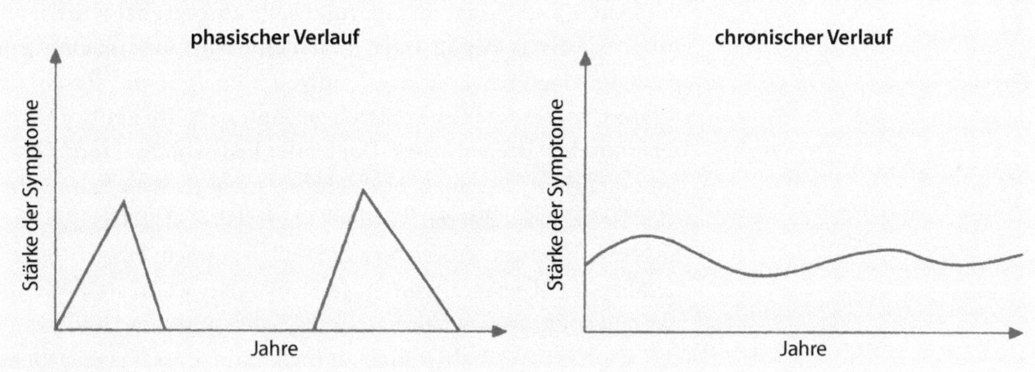

Abb. 3.2 Formen des weiteren Krankheitsverlaufs

Verlaufstyp. Bleiben die Symptome hingegen mehr oder weniger gleich bestehen, so wird dies als chronischer (oder besser: langzeitiger) Verlauf bezeichnet (Abb. 3.2). Bei phasischem Verlauf dauern die einzelnen Krankheitsepisoden unter medikamentöser Behandlung wenige Wochen bis einige Monate (am häufigsten 4–12 Wochen).

- **Endzustand**

Der Endzustand kann ebenfalls sehr verschiedenartig sein. Nach Jahrzehnten kann die Krankheit ausgeheilt sein, das Befinden sich gebessert haben oder eine deutliche Behinderung bestehen bleiben.

3.1 Häufigkeit der verschiedenen Verlaufsformen

Der Langzeitverlauf schizophrener Erkrankungen wurde in Europa vor allem in den drei großangelegten Studien von M. Bleuler (1972) in Zürich, von Huber und Gross (1979) in Bonn und von Ciompi und Müller (1976) in Lausanne untersucht.

Verschiedene Verlaufsformen

Diese Untersuchungen an insgesamt über 1000 Patienten stimmen in ihren Befunden erstaunlich überein. Sie legen den Schluss nahe, dass 22–37 Jahre nach Beginn einer schizophrenen Erkrankung ca. ein Viertel der Kranken geheilt, ca. ein Viertel schwerst invalidisiert und der Rest in unterschiedlichem Ausmaß gebessert ist. Bei über der Hälfte der untersuchten Patienten ist also der Ausgang als eher günstig einzuschätzen. Viele spätere Verlaufsstudien aus den unterschiedlichsten Ländern haben diese Resultate im Großen und Ganzen bestätigt. Wenn die Krankheitsdiagnose auf schwerere und (wie heute vor allem in den USA üblich) von Anfang an länger andauernde Fälle eingegrenzt wird, ist die Prognose etwas ungünstiger. So hat eine Nachuntersuchung der groß angelegten Studie von Manfred Bleuler an der Psychiatrischen Universitätsklink Zürich gezeigt, dass die heute gültigen Diagnosekriterien etwa ein Drittel der Fälle von Manfred Bleuler (mit mehrheitlich günstiger Prognose) nicht als reine Schizophreniefälle berücksichtigen würden (Modestin et al. 2003). Resultate aus einer Zusammenfassung von Studien aus dem Jahr 2013 (Jääskeläinen et al.) bestätigen diese Sichtweise, wenn striktere und aktuellere Diagnosekriterien für die Schizophrenien berücksichtigt werden. Es ist aber auch zu bedenken, dass ausgesprochen günstig verlaufende Fälle weniger auffallen und psychiatrisch weniger erfasst werden.

Die verschiedenen Verlaufsformen und ihre Häufigkeit sind in ◘ Abb. 3.3 zusammengefasst. Die häufigste Verlaufsform einer schizophrenen Psychose (nahezu 40% aller Schizophrenien) ist gekennzeichnet durch eine oder mehrere Erkrankungsepisoden, die akut auftreten und wieder relativ rasch abheilen (Nr. 1 und 3). Schleichender Beginn geht häufiger mit einem chronischen Verlauf einher (Nr. 2). Aber auch ein langsamer Erkrankungsanfang kann später in einen episodenförmigen Verlauf übergehen (Nr. 4). Viele weitere Verlaufsformen sind denkbar (z. B. Nr. 6, 7, 8), so dass im Einzelfall die Prognose einer neu oder wieder aufgetretenen schizophrenen Erkrankung nicht feststeht. Nach einer schon etwas älteren Schweizer Studie von Ciompi u. Müller lebten viele Jahrzehnte nach Krankheitsbeginn 40% der erfassten Patienten in der eigenen Wohnung (bei ihrer Familie bzw. allein), 20% waren in öffentlichen Einrichtungen (vor allem Heimen) untergebracht, 40% verbleiben im Krankenhaus. (Diese Letzteren wären heute wohl ebenfalls in Heimen und Wohngemeinschaften untergebracht.) Obwohl die Patienten zur Zeit der Nachuntersuchung im Durchschnitt 74 Jahre alt waren, waren noch viele erwerbstätig, was die gute Prognose eines Teils der Schizophreniekranken unterstreicht. Allerdings ist die Sterberate schizophrener Patienten gegenüber der Durchschnittsbevölkerung in den meisten Altersgruppen erhöht. Dabei spielt sowohl eine höhere Krankheitsanfälligkeit eine Rolle als auch eine höhere Selbsttötungsrate. Man hat statistisch festgestellt, dass ca. 10% der Schizophreniekranken im Verlauf ihres Leidens – vor allem bei ungünstigem Verlauf – ihrem Leben selber ein Ende setzen.

Wenn bisher versucht wurde, den Krankheitsverlauf nach bestimmten Typen festzulegen, so ist abschließend darauf hinzuweisen, dass schizophrene Erkrankungen gerade nicht einen im Voraus festgelegten eigengesetzlichen Verlauf nehmen. Vielmehr

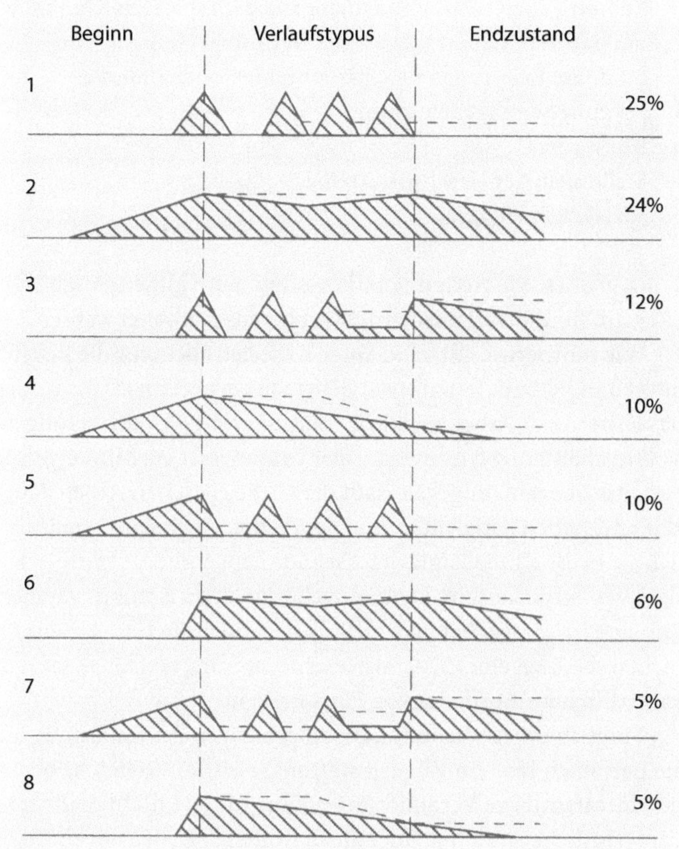

Abb. 3.3 Langzeitentwicklung der Schizophrenie. Durchschnittliche Beobachtungsdauer 36,9 Jahre, n=228; gestrichelte Linien: Varianten derselben Verlaufsform. (Adaptiert nach Ciompi 1984, S. 103)

ist der Verlauf bei einem einzelnen Schizophreniekranken von vielen persönlichen und Umgebungseinflüssen abhängig und kann durch moderne Behandlungsmethoden wesentlich beeinflusst werden.

3.2 Indizien für einen günstigen Verlauf

Obwohl die persönliche Betroffenheit je nach Verlaufsform sehr unterschiedlich ist, hat man immer wieder nach Gesichtspunkten gesucht, die eine genauere Beurteilung des voraussichtlichen Verlaufs ermöglichen könnten.

Im Rahmen zahlreicher Untersuchungen der letzten Jahre wurden einige frühere Annahmen bezüglich einer langfristigen Prognose widerlegt.

Keinen sicheren Zusammenhang mit dem späteren Krankheitsverlauf haben nach den vorgenannten Untersuchungen
- familiäre Belastung mit Schizophrenien oder anderen psychischen Erkrankungen,
- Körperbau,
- Stellung in der Geschwisterreihe,
- soziale Schicht (?).

Problem der Verlaufsbeurteilung

Trotz großer Anstrengungen konnten keine allgemeingültigen „Regeln" für die Verlaufsbeurteilung herausgearbeitet werden.

Wie schwierig es ist, eindeutige Kriterien allein für die Beurteilung eines Verlaufs festzulegen, sieht man beispielsweise daran, dass das Kriterium „Arbeitstätigkeit" nur unter der Voraussetzung der Vollbeschäftigung ein zuverlässiger Gradmesser ist. Mit steigender Arbeitslosenzahl hingegen klafft die Lücke zwischen Arbeitsfähigkeit und Arbeitstätigkeit immer deutlicher. Auch eine Wiederaufnahme in die Klinik kann viele Gründe haben und ist kein eindeutiges Verlaufskriterium. Wenn Angehörige einen Kranken veranlassen, sich für einige Zeit in der Klinik behandeln zu lassen, muss das nicht unbedingt eine Zustandsverschlechterung bedeuten, sondern kann durchaus Ausdruck von Fürsorge sein.

Möglicherweise bedürfen die Angehörigen der Entlastung und suchen nach langem Zögern stationäre Hilfe. Vielleicht bedingen intrafamiliäre Veränderungen eine für alle nicht mehr tragbare häusliche Situation, oder die Betroffenen hoffen auf eine neue Therapie.

Kriterien für eher günstige Verlaufsformen

Dennoch sollen folgende allgemeine Anhaltspunkte zum Verlauf hier erwähnt werden, welche Erkenntnissen aus dem Jahr 2014 (Deutschenbaur et al.) recht ähnlich sind:

Allgemeine Anhaltspunkte zum Verlauf
- Ein guter bisheriger Verlauf macht auch einen weiterhin guten Verlauf wahrscheinlich.
- Bei chronischen Verläufen ist auch nach Jahren und Jahrzehnten eine Besserung möglich, und Besserungstendenzen sind gerade im höheren Alter recht typisch.

Eher milde Verlaufsformen finden sich häufiger,
- wenn der Krankheitsbeginn akut war,
- wenn dieser im Rahmen einer Belastungssituation auftrat,
- wenn er von Stimmungsschwankungen begleitet wurde,

- wenn die frühere Persönlichkeit harmonisch und kontaktfähig war,
- wenn die Kranken soziale Kontakte pflegten und dadurch menschliche Wärme erfahren konnten.

Hervorzuheben ist neben den genannten Gesichtspunkten,
- dass eine medikamentöse Therapie – evtl. über sehr lange Zeiträume hinweg – die Symptome und damit die Beeinträchtigung des schizophrenen Menschen lindern und das Risiko eines Wiederauftretens schizophrener Schübe deutlich zu senken vermag,
- dass veränderte Therapiekonzepte, bei denen Patienten sich sowohl innerhalb als auch außerhalb der Klinik aktiver einbringen können, die (Wieder-)Gestaltung des „Alltags" erleichtern,
- dass nicht zuletzt Verständnis für psychische Krankheiten – und damit auch Toleranz gegenüber dem psychisch Kranken selbst – allen Betroffenen hilft, besser miteinander umzugehen.

Dies hat dazu beigetragen, dass die noch vor 30 Jahren beobachteten schweren Verlaufsformen mit komplizierten Wahnsystemen heute seltener geworden sind.

3.3 Persönlichkeitsfaktoren und Erkrankungsrisiken

Das Risiko, irgendwann in seinem Leben an einer Schizophrenie zu erkranken, beträgt weltweit – mit regionalen Schwankungen – etwa 0,7% (Saha et al. 2005). Ein besonderer Risikofaktor ist Migration, ferner auch männliches Geschlecht und städtischer Lebensraum (McGrath et al. 2004).

Auf der ganzen Welt leben ca. 40 Mio. schizophrene Menschen.

An einem Stichtag leiden in einer Region von 1000 Menschen 2–4 an einer Schizophrenie. Pro Jahr erkranken von 100.000 Menschen 10–20 neu.

Persönliches Risiko

Mehr als das rein statistisch errechnete Risiko interessiert das persönliche Risiko.

So weiß man, dass das Auftreten von Schizophrenie unter Blutsverwandten von Schizophreniekranken erhöht ist, obwohl bei der Mehrzahl der schizophrenen Menschen **keine** weitere Erkrankung dieser Art in der Familie vorkommt (► Abschn. 4.1).

Erkrankungsalter

Das Erkrankungsrisiko nimmt mit dem Älterwerden (ab dem 30. Lebensjahr) ab. Nach einer großangelegten Bonner Studie (Huber 1980) erkrankten ungefähr:
- 17% zwischen dem 10. und 20. Lebensjahr,
- 39% zwischen dem 20. und 30. Lebensjahr,
- 26% zwischen dem 30. und 40. Lebensjahr,
- 14% zwischen dem 40. und 50. Lebensjahr.
- Nach dem 50. Lebensjahr erkrankten nur 4%.

Allerdings ist das Erkrankungsalter zwischen den Geschlechtern geringfügig verschieden: Männer erkranken gehäuft zwischen dem 15. und dem 35. Lebensjahr, Frauen erkranken gehäuft zwischen dem 27. und 37. Lebensjahr. Zur Klärung dieses Phänomens wurden verschiedene Thesen entwickelt:
- Die Krankheit kommt bei Männern früher zum Ausbruch, weil diese einem größeren Erwartungsdruck ausgesetzt sind.
- Frauen können leichter zurückgezogen leben (z. B. als Hausfrau), so dass ihre Erkrankung erst später bemerkt wird; oder: auffälliges Verhalten wird bei Frauen eher akzeptiert als bei Männern.
- Frauen sind durch ihre Sexualhormone geschützt.
- Nicht zuletzt werden geschlechtsspezifische Unterschiede der Hirnfunktion zu Erklärung herangezogen.

Eine wissenschaftlich gesicherte Erklärung für das unterschiedliche Erkrankungsalter (Beginn der Erkrankung) konnte bislang nicht gefunden werden. Dennoch lassen sich schon hieraus einige bemerkenswerte Folgerungen ableiten:
- Schizophrenien kommen 4-mal häufiger bei ledigen als bei verheirateten Männern vor (bedingt durch das frühere Erkrankungsalter der Männer).
- Schizophrene Menschen haben häufiger eine schizophrene Mutter als einen schizophrenen Vater (bedingt durch das spätere Erkrankungsalter der Frauen).

3.4 Falldarstellungen

Beispiel einer Erkrankung mit frühem und schleichendem Beginn

Schon seit einiger Zeit hatten Eltern und Geschwister des knapp 19-jährigen Peter eine unheimlich anmutende Veränderung bemerkt, die sie mit wachsender Sorge beobachteten und die immer wieder Anlass zu Auseinandersetzungen innerhalb der Familie gab:

Früher war Peter ein wenig schüchtern, aber doch freundlich im Umgang gewesen. Jetzt wirkte er in sich zurückgezogen, teilweise abwesend, dann wieder mürrisch bis auffallend und manchmal, offenbar ohne äußeren Anlass, sogar aggressiv.
Peters Kontakte zu Gleichaltrigen und Kollegen waren allmählich abgebrochen, da er sie einerseits gemieden, anderseits mit Beschimpfungen vor den Kopf gestoßen hatte. Auch den Freunden seiner Geschwister gegenüber benahm er sich recht merkwürdig: Entweder schien er sie überhaupt nicht wahrzunehmen, oder er belegte sie – ohne Vorankündigung – mit wüsten Worten. So gingen die Geschwister schließlich lieber in das Haus ihrer Freunde als umgekehrt.
Auch Peters Äußeres hatte sich in den letzten Wochen deutlich verändert: Er vernachlässigte seine Körperpflege ganz offensichtlich, so dass es immer wieder zu Auseinandersetzungen zwischen Peter und seinen Eltern kam.
Selbst die gemeinsamen Mahlzeiten wurden für alle zur Qual, weil Peter nur flegelhaft vor seinem Teller saß, ohne das Essen anzurühren. Er dürfe nichts essen, weil man ihn vergiften wolle, sagte er dann. Nachts nahm er sich aber doch heimlich originalverpackte Joghurts aus dem Kühlschrank, die die Mutter inzwischen wie zufällig dorthin stellte.
Da Peter aufgehört hatte, regelmäßig zur Arbeit zu gehen, war ihm gekündigt worden. Jetzt verbrachte er ganze Tage im Bett oder hockte mit angezogenen Knien, die Arme über dem Kopf verschränkt, murmelnd auf dem Sessel und behauptete fest, seine Maschine im Kopf arbeite nicht richtig. Dann brach wieder unvermittelt ein kurzes, eigenartig gleichklingendes Lachen aus ihm heraus.
Trotz wiederholten Bittens und Drängens der Eltern und Geschwister, zum Arzt zu gehen, weil etwas nicht mit ihm stimmen könne, weigerte sich Peter beharrlich mit der Begründung, er sei nicht krank und brauche deshalb nicht zum Arzt zu gehen.
Manchmal lief er nächtelang im Zimmer auf und ab, oder er rief vom Fenster aus den vorübergehenden Passanten zu, so dass die Nachbarn sich über die Ruhestörung beschwerten. Überhaupt häuften sich Ärgernisse aller Art: Unbezahlte Rechnungen wurden gemahnt, Bußbescheide kamen ins Haus. Eines Tages war Peter verschwunden und auch nachts nicht nach Hause gekommen. Statt dessen wurden die Eltern telefonisch von der Polizei benachrichtigt und gebeten, Peter in einer 50 km entfernten Ortschaft abzuholen, wo man ihn völlig verwirrt ohne Fahrkarte und Geld auf einer Parkbank liegend gefunden hatte. Auf dem Heimweg beteuerte Peter immer wieder, er habe fliehen und sich verstecken müssen. Am folgenden Tag verbarrikadierte er sich in seinem Zimmer und öffnete

erst nach langem Zureden vorsichtig und ängstlich seine Zimmertür. Am späten Abend wurde Peter schließlich in eine psychiatrische Klinik eingeliefert.

Beispiel einer akuten, kurzdauernden Erkrankung

Susanne und Robert R. wohnen mit ihrer jetzt 9-jährigen Tochter am Rande einer größeren Stadt. Nach der Geburt ihrer Tochter hatte Susanne eine länger anhaltende, schwere Verstimmung durchlebt und deswegen einen Psychiater aufsuchen müssen. In den folgenden Jahren hatte es dann für sie immer wieder kurze Augenblicke gegeben, in denen sie sich und andere seltsam fremd erlebte. Diese Zustände hatten sie eher verwirrt als wirklich beunruhigt.
Aber als die Tochter eingeschult wurde und Robert beruflich stark in Anspruch genommen war, brach eine schwere Krise über Susanne herein: sie hatte plötzlich mehr und mehr das Gefühl, sexuell verfolgt zu werden, sie hörte Stimmen, die obszöne Kommentare über ihr Tun abgaben, glaubte, dass Nachbarn unanständig über sie tuschelten, und schließlich war es ihr, als ob sogar im Fernsehen anzügliche Bemerkungen über sie ausgestrahlt würden. Aus Angst, ihrer Tochter könne Ähnliches widerfahren, ließ sie diese nicht mehr aus dem Hause gehen und versteckte ihre Schuhe. Sie fühlte sich bedroht und war derart in Panik, dass sie nichts anderes mehr denken und weder sich selbst noch ihr Kind oder den Haushalt versorgen konnte. Auch ihrem Mann misstraute sie umso mehr, je stärker er ihr Verhalten in Frage stellte. Ihrem Hausarzt konnte sie andeutungsweise von ihren Erlebnissen berichten. Dieser veranlasste die psychiatrische Spitaleinweisung.
Nach einem mehrwöchigen Klinikaufenthalt kehrte Susanne erholt in ihre Familie zurück und wird seither von ihrem Psychiater betreut. Alle Betroffenen sind froh, dass der rückwirkend fast spukhaft anmutende Zusammenbruch, der eine schlimme Zeit für die Familie war, sich nicht wiederholt hat.

Beispiel einer chronischen Behinderung

Frau M. ist 50 Jahre alt und leidet seit 25 Jahren an einer Schizophrenie. Sie lebt nach mehreren Klinikaufenthalten bei ihren Eltern, die inzwischen schon betagt sind und sich oft überlegen, was geschehen wird, wenn sie einmal nicht mehr für ihre Tochter sorgen können. Denn seit vielen Jahren hat sich eine Gleichmäßigkeit im Zusammenleben eingespielt, eine fein ausgewogene Alltagsroutine, die Frau M. und ihren Eltern hilft, miteinander zurechtzukommen: Jeden Morgen nach dem gemeinsamen Frühstück, bei dem

Frau M. auch ihre Medikamente einnimmt, fährt sie mit dem Bus in die Wiedereingliederungswerkstatt. Dort nimmt sie auch das Mittagessen ein und kehrt am späten Nachmittag wieder nach Hause zurück. Nach dem Abendessen sieht die Familie noch gemeinsam ein wenig fern und geht dann schlafen. Auf das Wochenende freut sich Frau M. immer besonders. Dann gehen alle drei gemeinsam auswärts essen und verbinden dies mit einer kleinen Autofahrt und einem Spaziergang.
Früher war der Alltag ganz anders verlaufen: Frau M. hatte manchmal den ganzen Tag mürrisch im Bett verbracht. Wenn dann die Mutter versucht hatte, sie zum Aufstehen zu bewegen, war es regelmäßig zu Streit und Auseinandersetzungen gekommen, die alle an den Rand der Erschöpfung gebracht hatten. Es waren schlimme, aufreibende Jahre gewesen. Erst mit der Zeit gelang es ihnen, Lösungen zu finden, die ein Miteinanderleben ohne größere Unruhe ermöglichten. Dazu gehörte, dass die Eltern auf die Medikamenteneinnahme der Tochter bestanden, sonst aber nicht mit Fragen in sie eindrangen und sich bei aufkeimendem Ärger zurückzogen.

▪ „Manifest" eines Schizophreniekranken

Diese „Grundsatzerklärung" illustriert die Lockerung des Gedankengangs bis hin zur Schwerverständlichkeit des betroffenen Patienten sowie eine Art faszinierenden Querschreibens gegen die geltenden Sprachregeln:

„Alles oder Nichts, heisst das Ziel, welches Gesundheit büsst. Ausnahmen der Regel sind erreichte Ziele und fürs Glück bestimmt. Auch regel sei die niedrschrift durch einen Schizoiden, sprich krankhaft Schizofrenen. Als Pseudonym wird die Sache=Objekt Gesundheit enthoben. Die Geldfrage ist so einfach wie der Rubel wirkt. Die Dummheit ist ein Prädikat der Reichen. Was den armen immer reizt. Manifest ist der Reiz des Wartens in seine Umsetzung. Terroristen sind Begrüssenswert. Ob der obgenannte Manif reussiert eigentlich nur der Terror. Um der Guerilla den anhaltspunkt zu geben sprachen die letzten Hauptwörter. Gedankensprünge auf Papier sind das Resultat des Intellekts, und vor allem deas Kölner Gericht. Die Weltrevolution ist mir ein Angelpunkt der Nutzung durch Arbeit. Arbeit macht frei wie Waldheim dem Papst versicherte."

3.5 Weiterführende Literatur

- Berger M (2014) Psychische Erkrankungen (*Gute Übersicht über Krankheitsverläufe in Psychiatrie-Lehrbuch*)

- Bleuler M (1972) Die schizophrenen Geistesstörungen im Lichte langjähriger Kranken- und Familiengeschichten. Thieme, Stuttgart (*Älteres wissenschaftliches Standardwerk zum Schizophrenieverlauf*)
- Brenner HD, Böker W (1992) Verlaufsprozesse schizophrener Erkrankungen. Huber, Bern (*Wissenschaftliche Standortbestimmung in übersichtlich gestaltetem Sammelband*)

Was verursacht Schizophrenien?

D. Hell, D. Schüpbach *Schizophrenien*,
DOI 10.1007/978-3-662-48932-1_4

Multifaktorielle Entstehung

Die Suche nach der Ursache von Schizophrenien muss gegenwärtig als eine der größten Herausforderungen der Psychiatrie angesehen werden. Es gibt eine Vielzahl von Faktoren, die ursächlich für diese Krankheit in Frage kommen. Es ist aber bisher nicht gelungen, eine spezifische Störung – sei diese körperlich oder psychologischer bzw. sozialer Art – für die schizophrenen Erkrankungen allein verantwortlich zu machen. Dank intensiver Forschungsarbeit konnten bis heute nur Teilaspekte dieser Erkrankung geklärt werden. Heute wird angenommen, dass bei der Entwicklung schizophrener Krankheitsbilder mehrere Faktoren zusammenspielen. Man geht also von einer multifaktoriellen Entstehung aus (Patel et al. 2014).

Dabei wird vor allem im englischsprachigen Raum seit längerer Zeit debattiert, ob den Schizophrenien eher eine Störung der frühen Entwicklung des Nervensystems zugrunde liegt oder ob ein fortschreitender Hirnprozess vorliegt. Im Falle einer Entwicklungsstörung wird postuliert, dass eine Veränderung der Nervenaktivität schon lange vor der Erstmanifestation der Schizophrenien vorhanden ist, während sich bei der Annahme eines fortschreitenden Prozesses die Störung der Hirnnervenaktivität mit Ausbruch der Krankheit weiter entwickelt. Allerdings weisen Studien darauf hin, dass die intellektuellen Fähigkeiten von Schizophreniekranken – bei Untersuchungen in einem früheren oder späteren Stadium – weitgehend stabil bleiben (Rund u. Borg 1999; ◘ Abb. 4.1).

4.1 Genetische Faktoren

Erbliche Komponenten

Aus Familien-, Zwillings- und Adoptionsstudien geht hervor, dass Schizophrenien erbliche Komponenten aufweisen. Allerdings konnte bisher die Art der genetischen Übertragung nicht herausgefunden werden. Wahrscheinlich sind Schizophrenien keine einheitliche Erkrankung, worauf auch molekularbiologische Studien verweisen. Bisher konnte kein einzelnes identisches Gen für Schizophrenie isoliert werden, so dass davon auszugehen ist, dass ein erhöhtes Risiko, an Schizophrenien zu erkranken, auf mehreren Genen beruht.

Die Ergebnisse der einzelnen Untersuchungsansätze seien im Folgenden kurz referiert.

▪ Familienstudien

In Familienstudien wird analysiert, wie häufig eine Krankheitssymptomatik bei verschiedenen Verwandtschaftsgraden auftritt, wenn ein Individuum in der Familie an Schizophrenie erkrankt ist (◘ Tab. 4.1).

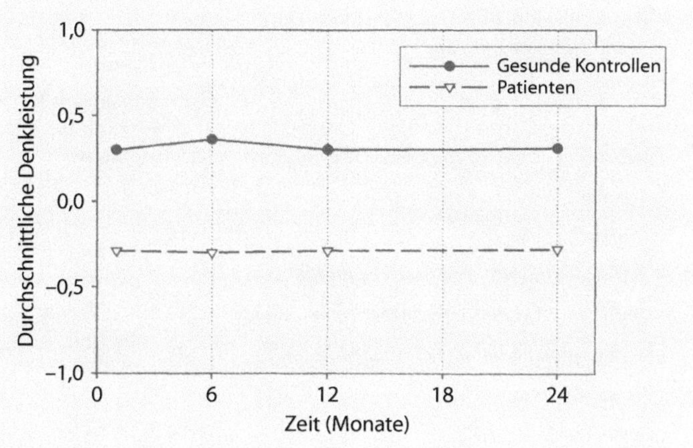

Abb. 4.1 Die Denkleistung im Längsverlauf von Patienten mit Erstmanifestation einer Schizophrenie (n=21) vom Therapiebeginn an bis nach 2 Jahren. Die Kurve der Patienten zeigt einen ähnlich konstanten Verlauf wie die der gesunden Probanden (n=21), bei allerdings kleineren Werten, d. h. einer geringeren Leistung. (Adaptiert nach Schüpbach et al. 2004)

Parameter Verwandtschaftsgrad

Die Wahrscheinlichkeit, an Schizophrenien zu erkranken, scheint direkt mit dem Verwandtschaftsgrad gekoppelt: Verwandte 1. Grades weisen z. B. eine höhere Wahrscheinlichkeit auf als Verwandte 2. Grades. Allerdings ist die Erkrankungswahrscheinlichkeit auch eines engen Verwandten eines Schizophreniekranken relativ gering. So erkranken im statistischen Durchschnitt nur Kinder eines schizophrenen Elternteils deutlich häufiger.

Neuere Studien, die mit Kontrollgruppen arbeiteten und standardisierte Erfassungsinstrumente einsetzten, kamen zu ähnlichen Ergebnissen wie Gottesman und Shields (Tab. 4.1). Sie wiesen zusätzlich nach, dass Kontrollgruppen ein deutlich niedrigeres Erkrankungsrisiko haben als Verwandte 1. und 2. Grades eines schizophreniekranken Individuums.

Die Familienstudien legen eine familiäre Häufung von Schizophreniekranken nahe, allerdings ohne Hinweise zu geben, ob erbbedingte oder umgebungsbedingte Faktoren eine Rolle spielen. Zudem muss darauf hingewiesen werden, dass ca. 60% aller Personen, die an einer Schizophrenie erkranken, keinen erkrankten Verwandten 1. oder 2. Grades haben und somit reine Erbfaktoren keine hinreichende Erklärung für die Ursache der Schizophrenien liefern.

Tab. 4.1 Erhöhtes Krankheitsrisiko bei Verwandten 1. und 2. Grades. (Aus Gottesman u. Shields 1967)

Verwandtschaftsgrad	Erkrankungsrisiko [%]
Verwandte ersten Grades (eines Individuums mit Schizophrenie)	
Elternteil	5,6
Zwilling	10,1
Zwilling, ein Elternteil mit Schizophrenie	16,7
Kinder, ein Elternteil mit Schizophrenie	12,9
Kinder, beide Eltern mit Schizophrenie	46,3
Verwandte zweiten Grades	
Onkel/Tante	4,2
Neffe/Nichte	2,4
Großkinder	3,7
Verwandte dritten Grades	
Cousins	2,4

Zwillingsstudien

Zwillingsstudien haben in der Schizophrenieforschung zum Ziel, die Übereinstimmung von eineiigen und zweieiigen Zwillingen bezüglich schizophrener Erkrankungen zu untersuchen. Eineiige Zwillinge weisen ein identisches Erbgut auf, während zweieiige Zwillinge durchschnittlich zu 50% Gemeinsamkeiten im Erbgut zeigen, so dass also die größere Übereinstimmung bei eineiigen Zwillingen auch einen größeren erbbedingten Einfluss darstellt. Es interessiert nun die Frage, ob bei Vorhandensein einer Schizophrenie bei einem eineiigen Zwilling auch der andere Zwilling eine solche Krankheit aufweist. Dies würde bedeuten, dass Schizophrenien primär vererbbare Krankheiten sind.

Sowohl ältere Studien (z. B. Gottesman u. Shields 1972) als auch nachfolgende Studien (z. B. Cardno et al. 1999) fanden eine deutlich höhere Übereinstimmung bei eineiigen (ca. 42%) als bei zweieiigen (ca. 4%) Zwillingen. Weil aber auch eineiige Zwillinge in weniger als der Hälfte der Fälle gemeinsam erkranken, ist die schon bei den Familienstudien erwähnte Schlussfolgerung zu ziehen, dass eine rein genetische Ursache für Schizophrenien nicht in Frage kommt.

▪ Adoptionsstudien

Im Rahmen von Adoptionsstudien wird untersucht, wie hoch das Erkrankungsrisiko von Kindern schizophreniekranker Eltern ist, die zur Adoption freigegeben worden sind, im Vergleich zu adoptierten Kindern, die keine biologischen Eltern mit schizophrenen Erkrankungen aufweisen. Bei einer solchen Gegenüberstellung ergibt sich, dass adoptierte Kinder von schizophreniekranken Eltern ein erhöhtes Erkrankungsrisiko (ca. 10%) aufweisen, wobei allerdings auch die Beziehungs- und Interaktionsverhältnisse in den Adoptivfamilien einen nicht zu unterschätzenden Einfluss auf das Auftreten schizophrener Erkrankungen haben. Die höchste Schizophrenierate ist bei Kindern zu finden, deren biologische Eltern schizophreniekrank sind und deren Adoptivfamilien ein sehr gespanntes Milieu aufweisen (Tienari 1992).

▪ Aktuelle genetische Studien

Komplexe Situation

Neuere Technologien haben dazu geführt, dass einzelne Gene des menschlichen Erbgutes mit körperlichen Erkrankungen wie Zuckerkrankheit, Fettsucht und Alzheimer-Krankheit in Zusammenhang gebracht werden (Sullivan 2005). Die Situation bei Schizophrenien ist komplexer: identische und lokalisierbare genetische Eigenschaften konnten mit heutigen Methoden nicht gefunden werden. Studien, welche das gesamte menschliche Genom untersuchen, um in Frage kommende genetische Varianten der Schizophrenien zu identifizieren, scheitern an der großen Anzahl potenzieller Gene (mehr als 3000 oder 18% aller bekannter Gene nach Lewis et al. 2003). Sogenannte Kandidatengene wurden in verschiedenen Veröffentlichungen beschrieben (Farrell et al. 2015). Viele davon sind im Stirnlappen des Gehirns lokalisiert oder für biologische Prozesse verantwortlich, welche nach heutigen Erkenntnissen für die Entstehung des zentralnervösen Systems eine Rolle spielen. Allerdings gehen die Ergebnisse der verschiedenen Studien stark auseinander, so dass es keine ins Gewicht fallende Übereinstimmung zwischen den Untersuchungsresultaten gibt. Zusammenfassend weisen die Studien auf eine genetische Komponente der Schizophrenien hin, welche aber noch nicht näher charakterisiert werden konnte, u. a. weil die Art der Übertragung unklar ist. Da nur eine hälftige Übereinstimmung im Erkrankungsrisiko bei eineiigen Zwillingen gefunden wurde, liegt die Schlussfolgerung nahe, dass auch noch andere Faktoren, vor allem Umgebungseinflüsse, zur Erkrankung von Schizophrenien ursächlich beitragen.

Familien-, Zwillings- und Adoptionsstudien weisen auf eine genetische Komponente der Schizophrenien hin. Diese reicht aber nicht aus, die Erkrankung zu erklären. Die Erforschung von weiteren Einflussfaktoren hat deshalb einen wichtigen Platz einzunehmen (Lewis u. Levitt 2002).

4.2 Entwicklungsfaktoren

Schwangerschaft und Schwangerschaftskomplikationen

Bis zum jetzigen Zeitpunkt gibt es keine eindeutigen Hinweise darauf, dass Hunger, Infektionskrankheiten der Mutter oder die Jahreszeit der Geburt für das Auftreten von Schizophrenien maßgebliche Faktoren sind. Auch Schwangerschaftskomplikationen geben keinen sicheren Hinweis für das Auftreten von Schizophrenien. Zwar wurde bei Schizophreniekranken beobachtet, dass ihre Mütter vermehrt Komplikationen bei Schwangerschaft und Geburt erlitten hatten. Andererseits wurde in groß angelegten Bevölkerungsstudien festgestellt, dass fast alle Kinder, die Geburtskomplikationen erlitten haben, später keine Schizophrenien entwickelten. Daraus ist zu schließen, dass der Faktor Geburtskomplikation keinen oder nur einen geringen Vorhersagewert für die schizophrene Erkrankung aufweist.

Kindheit

Verschiedene Aspekte wie Sozialverhalten, Intelligenz und neurologische Auffälligkeiten in Kindheit und Jugendalter wurden rückschauend bei Personen untersucht, die später schizophren erkrankt sind. Dabei wurde der interessante Befund erhoben, dass Personen, die später an Schizophrenie erkrankt sind, in der Kindheit entweder eher besonders zurückgezogen oder besonders aktiv waren. In solchen Studien bleibt aber offen, ob es sich dabei um Vorläufersymptome der schizophrenen Erkrankung handelt oder um Risikofaktoren, welche die Erkrankung an Schizophrenien begünstigen. Zudem handelt es sich um unspezifische Eigenschaften. Würde man nämlich alle Kinder untersuchen, die im Kindesalter besonders zurückgezogen oder besonders lebendig sind, würde wohl nur der kleinste Teil später an Schizophrenien erkranken.

In solchen Studien zeigt sich exemplarisch die Schwierigkeit, allgemein gültige Prädiktoren bzw. vorhersagende Eigenschaften in der Schizophrenieforschung zu finden. Einige Prädiktoren wie ein auffälliges Rückzugsverhalten in der Kindheit scheinen bedeutungsvoll, solange man die Kindheit von späteren Schizophreniekranken untersucht. Wenn aber die gleiche Eigenschaft in repräsentativen

Bevölkerungsbefragungen studiert wird, zeigt sich, dass der Prädiktor sehr unspezifisch und deshalb nahezu wertlos ist.

4.3 Neurobiologische Merkmale

▪ Veränderungen bestimmter Signalsubstanzen (Neurotransmitter)

Dopamin-Hypothese

Vor mehreren Jahrzehnten wurde die „Dopamin-Hypothese“ entwickelt. Sie besagt, dass Schizophreniekranke an einer Überaktivität dieser Substanz im zentralen Nervensystem leiden (Dopamin ist ein sog. biogenes Amin, das im menschlichen Körper verschiedene Funktionen ausübt und u. a. auch als Neurotransmitter bzw. Überträgerstoff dient). Diese Annahme wurde durch die Beobachtung unterstützt, dass Substanzen, die Dopamin-Andockstellen (Rezeptoren) im Gehirn in ausreichendem Maße blockieren, antipsychotisch wirken, also Symptome wie Stimmenhören oder Wahnerleben verringern. Daraus leitete sich eine erste Generation von Medikamenten ab, die zur Behandlung der Schizophrenien mit Erfolg eingesetzt werden konnten.

Die Dopamin-Hypothese wurde in den letzten Jahren revidiert und ergänzt. Es zeigte sich, dass auch andere Neurotransmitter bei der Behandlung von Schizophreniekranken hilfreich sind, z. B. Glutamat, Serotonin, GABA und Acetylcholin. Die zweite Generation von antipsychotischen Medikamenten beeinflusst demzufolge nicht mehr nur die Dopaminrezeptoren, sondern berücksichtigt auch andere Überträgerstoffe.

Die aktuelle Forschung versucht, von rein pharmakologischen Studien Abstand zu nehmen und durch Einbeziehung genetischer Methoden neue Erkenntnisse zu gewinnen. Die Zukunft wird zeigen, ob es damit gelingt, verbesserte Modelle für die neurochemischen Veränderungen bei Schizophrenien abzuleiten und aufgrund eines besseren Verständnisses noch wirksamere Medikamente zu entwickeln.

▪ Veränderungen der Hirnstruktur

Volumenmessung

Eine Vielzahl unterschiedlicher Studien hat die Größe des Gehirns bzw. bestimmter Hirnareale bei Schizophreniekranken untersucht. Diesem Ansatz, auch Volumetrie genannt, liegt der Gedanke zugrunde, dass eine veränderte Entwicklung relevanter Hirnstrukturen bei Schizophreniekranken auch zu einem kleineren Volumen z. B. des Stirn- oder Schläfenlappens führt. Während einige Studien diese Annahme bestätigten, zeigte eine Zusammenfassung der Ergebnisse vorhandener Studien (Metaanalyse von Davidson u.

Heinrichs 2003), dass die Volumen von Stirn- und Schläfenlappen bei Schizophreniekranken keine oder nur eine geringe Größenveränderung gegenüber gesunden Kontrollpersonen aufweisen. Dieses negative Ergebnis lässt sich einerseits auf methodische Unterschiede einzelner publizierter Studien (z. B. unterschiedliche Studienprotokolle und Gruppengrößen) zurückführen. Andererseits ist es damit begründet, dass Studien, die negative Ergebnisse zeigten, nicht publiziert worden sind.

Ein relativ solider volumetrischer Befund ist hingegen die Vergrößerung der Seitenhirnkammern (Seitenventrikel) bei Schizophreniekranken im Vergleich zu gesunden Kontrollpersonen. Allerdings finden sich erhebliche Überschneidungen zwischen Gesunden und Kranken, so dass nur eine Minderheit der Schizophreniekranken Befunde aufweist, die bei Gesunden nicht vorkommen oder die Ausnahme sind. Zudem scheint die Zunahme des Seitenventrikelvolumens unspezifisch zu sein. In einer Studie mit normalen Kontrollpersonen (Allen et al. 2002) zeigte die Größe der Seitenventrikel keinen Zusammenhang mit anderen Hirnteilen, d. h. es ließ sich nicht mit Sicherheit sagen, welche Hirnteile kleiner wurden, damit sich die Ventrikel vergrößern konnten.

Neuerdings werden auch strukturelle Veränderungen auf zellulärer Ebene bei Schizophreniekranken beschrieben, so z. B. eine veränderte Architektur der Zellen im limbischen System.

▪ Veränderungen der Hirnfunktionen

Die bereits erwähnte Metaanalyse von Davidson u. Heinrichs (2003) beschäftigte sich nicht nur mit strukturellen, sondern auch mit funktionellen Veränderungen bei Schizophreniekranken. Als positiver Befund wurde beschrieben, dass Schizophreniekranke in etwa der Hälfte der Fälle eine verminderte Durchblutung des Stirnlappens (Frontallappen) aufweisen, wenn sie Denkaufgaben zu lösen haben. Schizophreniekranke mit ausgeprägten negativen Symptomen zeigen bei dieser Versuchsanordnung besonders häufig eine verminderte Durchblutung des Frontallappens. Inwieweit diese verminderte Durchblutung therapeutisch mittels medikamentöser Behandlung oder Training verbessert werden kann, ist zurzeit noch offen.

An dieser Stelle darf aber nicht verschwiegen werden, dass auch die Minderdurchblutung des Stirnlappens bei Schizophreniekranken kein eindeutiges Phänomen ist. Unter der Vielzahl von möglichen Denkaufgaben gibt es auch einzelne, bei denen Schizophreniekranke eine Steigerung der Durchblutung und des Stoffwechsels im Stirnhirn aufweisen, die über das Maß der gesunden Kontrollpersonen hinaus geht. Zudem ist gezeigt worden, dass akut-psychotisch erkrankte Personen unter Ruhebedingungen einen erhöhten Blutfluss im Stirnhirn aufweisen können. Fraglich ist auch, ob die strukturellen und funktionellen Veränderungen im Verlauf einer schizophrenen Erkrankung weiter zunehmen.

Viele weitere Möglichkeiten körperlicher Störungen wurden eingehend geprüft, ohne zu eindeutigen Befunden geführt zu haben. So ist ein wiederholt postulierter Vitamin- oder Mineralstoffmangel nicht gesichert.

Beispiel

Die noch vor wenigen Jahrzehnten populäre Ansicht, dass ein bestimmter Körperbau, insbesondere der leptosome Habitus (magerer, schmal aufgeschossener Mensch, schmale Schultern, schmaler, flacher Brustkorb, schmaler langer Kopf), zu einer Schizophrenie prädisponiere, ist dank den Forschungsanstrengungen, insbesondere von Zerssen (1977), widerlegt worden.

4.4 Psychologische und soziale Umstände

▪ Psychoanalytische Konzeptionen

Die Psychoanalyse hat sich sehr eingehend und über vielfältige Modellvorstellungen mit der Gruppe der schizophrenen Erkrankungen auseinandergesetzt. Im Zentrum dieser Betrachtungsweise steht eine Störung der Ich-Bildung im Sinne einer Ich-Schwäche. Diese wird auf einen frühen Vertrauens- und Sicherheitsverlust in der Kindheit zurückgeführt, was die Bildung einer gefestigten Persönlichkeit und einer Integration der verschiedenen Lebensbedürfnisse verhindere.

Entwicklungsstörung

Schizophrenie wird als besondere Stellungnahme eines Individuums zur Welt und zu sich selbst verstanden.

Mit psychoanalytischen Konzepten könnten die Unselbstständigkeit und Abhängigkeit später schizophren erkrankter Menschen sowie der Bruch zwischen familiär geprägten Vorstellungen von der Welt und der andersartigen Realität teilweise erklärt werden. Diese Konzepte entziehen sich angesichts ihrer Komplexität jedoch einer knappen Darstellung.

Psychoanalytische Vorstellungen zur Schizophrenieentstehung lassen sich mit statistischen Methoden nicht oder nur schwer nachprüfen. Ferner ist hervorzuheben, dass ganz unterschiedliche Kindheitsverhältnisse bei später schizophren erkrankten Menschen vorkommen. Eine gute Darstellung einiger psychoanalytischer Konzeptionen gibt Arieti (1986).

■ Familienkonzepte

Seit den 1950er Jahren wurden zunächst die Persönlichkeiten der Eltern, später auch die Familienbeziehungen mit wachsendem Forschungsinteresse studiert. Die methodisch verbesserte Forschung (hauptsächlich Interaktionsstudien) konnte die einfachen Grundpostulate einer direkten Verursachung der Schizophrenien durch bestimmte Elternpersönlichkeiten und Erziehungsstile allerdings nicht bestätigen.

Als widerlegt kann gelten, dass Eltern von später schizophren Erkrankten diese als Kinder immer wie Sündenböcke behandelten, dass kaltes, abweisendes und sich übermäßig einmischendes Verhalten der Mütter zwangsläufig zu Schizophrenien führe und dass in Familien Schizophrener vor der Erkrankung ganz spezifische Rollenmuster und Kommunikationsweisen, die in anderen Familien nicht vorkommen, vorherrschten. Diese Befunde schließen natürlich nicht aus, dass ein Teil der schizophrenen Menschen häufig mit schweren Spannungen zu kämpfen hat und dass Beziehungsverhältnisse vorkommen, die die Entwicklung des Kindes belasten. Es ist aber nur im Einzelfall zu erahnen, inwieweit solche vielfältigen, auch bei Gesunden vorkommenden Familienverhältnisse die Entwicklung einer Schizophrenie gefördert haben mögen.

Einfluss der Angehörigen

Sorgfältige Studien ergaben aber, dass enge Angehörige durch ihr Verhalten einen evtl. günstigen Einfluss auf den weiteren Krankheitsverlauf haben. Auch konnte nachgewiesen werden, dass die Prognose schizophrener Patienten durch therapeutische Einbeziehung der Angehörigen in die Rehabilitationsprogramme ganz wesentlich verbessert werden kann. Wurden in Verlaufsstudien Angehörige mit übermäßigen Gefühlsäußerungen therapeutisch unterstützt und zu größerer Gelassenheit und Distanz gegenüber den Kranken angeleitet, so sank die Rückfallhäufigkeit ihrer schizophrenen Familienmitglieder innerhalb von 9 Monaten auf wenige Prozent (Übersicht bei Hell 1996). Demgegenüber blieben die Kontrollgruppen von schizophrenen Kranken, deren Angehörige nicht speziell betreut worden waren, in über 50% der Fälle krankheitsrückfällig, hatten also etwa 5-mal häufiger psychotische Dekompensationen.

■ Soziologische Konzepte

In sozialer Hinsicht treten Schizophrenien in der Unterschicht gehäuft auf, doch weisen die meisten Untersuchungen darauf hin, dass diese Häufung schizophrener Erkrankungen durch einen sozialen Abstieg der Patienten (im Zusammenhang mit der Erkrankung) erklärt werden kann und dass die Eltern der Betroffenen nicht häufiger als erwartet der Unterschicht angehören. Eine neuere schwedische Studie wies hingegen nach, dass später an Schizophrenie erkrankte Personen häufiger in der Stadt als auf dem Land aufgewachsen sind. Schizophrene Menschen stammen auch häufiger aus zerrütteten Familienverhältnisse („broken homes"), doch ist auch dieser Befund unspezifisch und weist nur beispielhaft auf die Bedeutung einer psychischen Belastung für die Entwicklung der Erkrankung hin.

Häufigkeit und Kulturkreis

Gegen eine isoliert soziologische Begründung der Schizophrenie, wie sie durch die italienische Psychiatrieform berühmt wurde, spricht der Umstand, dass in den verschiedensten Kulturen – sowohl in hochzivilisierten Ländern als auch in der Dritten Welt, in kapitalistischen und kommunistischen Ländern – schizophrene Erkrankungen ungefähr gleich häufig auftreten. Der Verlauf der schizophrenen Erkrankungen erscheint allerdings dort günstiger, wo weniger komplexe Leistungen im (Berufs-)Alltag (beispielsweise in Dritte-Welt-Ländern) verlangt werden. Dies lässt sich durch geringere Anpassungsanforderungen erklären, mit denen auch zeitweise leicht behinderte Menschen fertig werden können.

4.5 Krankheitskonzept für Schizophrenien

Nach Darstellung der verschiedenen Einzelfaktoren, die für die Entstehung schizophrener Erkrankungen diskutiert werden, stellt sich die Frage, wie die unterschiedlichen Gesichtspunkte und Einflussmöglichkeiten zu einem integrierenden Krankheitskonzept zusammengefasst werden können.

Für ein allgemeines Verständnis dieser Erkrankung sowie zur Lösung praktischer Fragen ist es nötig, ein einfaches Modell zur Verfügung zu haben, nach dem man sich im Alltag richten kann.

Besondere Verletzlichkeit

Von einem solchen Krankheitsmodell ist zu fordern, dass es mit dem aktuellen Wissensstand der psychiatrischen Forschungsergebnisse im Einklang steht, dass es von praktischem Wert für die Bewältigung der Krankheit ist und betroffene Patienten sowie Angehörige nicht diskriminiert. Letzteres ist besonders wichtig, da unrealistische Annahmen über die Erkrankung, wie sie selbst bei Fachleuten noch vorherrschen, zur Hoffnungs- und Tatenlosigkeit beitragen. Darüber hinaus benötigen die Betroffenen eine mit ihren Erfahrungen übereinstimmende Vorstellung von ihrer „besonderen Verletzlichkeit".

Was den aktuellen Wissensstand betrifft, so ist vielleicht als herausragendstes Ergebnis der vielfältigen Forschungsanstrengungen hervorzuheben, dass schizophrene Krankheiten äußerst variabel verlaufen (bzw. in verschiedenen Stadien sehr unterschiedliche Bilder aufweisen). Demzufolge vermag nur ein **Krankheitsverständnis**, das nicht von einer fixierten Störung, sondern von einer in wesentlichen Belangen veränderbaren Problematik ausgeht, schizophrenen Störungen gerecht zu werden. Erklärungsversuche, die sich beispielsweise auf einen konstanten körperlichen Defekt, auf einen bestimmten Erziehungseinfluss oder auf eine kontinuierliche Persönlichkeitsstörung beschränken, vermögen die Streubreite der Befunde und die Vielfältigkeit der Verlaufsformen nicht zu erklären. Vielmehr ist bei der Schizophrenie ein Wechselspiel verschiedener Einflüsse anzunehmen, die z. B. sowohl eine erbbedingte Disposition zu schizophrenen Erlebensweisen als auch umweltgeprägte Veränderungen und Ausgestaltungen einschließen können.

Von praktischem Nutzen scheint das Modell einer in wechselnder Stärke vorhandenen Störung der Informationsaufnahme und Informationsverarbeitung zu sein.

Reizüberflutung und soziale Isolation

Gesunde Menschen vermögen Reize von außen (etwa gesprochene oder geschriebene Sprache, Musikstücke, Filme etc.), aber auch Impulse von innen (körperliche Empfindungen, eigene Gedanken etc.) geordnet wahrzunehmen, ohne dass sie immer wieder davon abgelenkt oder darin gestoppt werden. Ihr zentralnervöser Erregungszustand ist offenbar ausgeglichen. Schizophreniekranke scheinen solche inneren und äußeren Reize demgegenüber zeitweise nicht mehr richtig verarbeiten zu können, so dass sie vieles, was für andere nicht zusammengehört, miteinander verknüpfen und durch Überbelastung in innere Spannung versetzt werden. Ihr zentralnervöser Erregungszustand ist aus dem Gleichgewicht geraten.

Experimentelle neuropsychologische Untersuchungen sprechen dafür, dass Schizophreniekranke infolge einer Beeinträchtigung der Aufmerksamkeit und der Informationsverarbeitung weniger zwischen Wichtigem und Unwichtigem, zwischen Vorder- und Hintergründigem unterscheiden können und dadurch in eine Art Reizüberflutung geraten, der sie nicht gewachsen sind. Als Folge einer mangelnden Filtrierung bzw. Aussonderung nichtzugehöriger Elemente lassen sich vor allem die Instabilität und Flackrigkeit des schizophrenen Fühlens und Denkens und die Unberechenbarkeit schizophrenen Handelns verstehen. Ungewöhnliche Begriffsbildungen, abwegige Assoziationen, gedankliches Durcheinander können die Folge davon sein. Viele weitere auffällige Verhaltensweisen dürfen als Versuche verstanden werden, mit diesem chaotischen

Nebeneinander von Impulsen fertig zu werden. Dazu zählt vor allem die soziale Abkapselung, die dann einem willkürlich verursachten Reizentzug gleichkommt.

Beispiel

Stellt man sich das Gehirn in didaktischer Verzerrung als Computer vor, können schizophrene Symptome als Folge einer Überbelastung des verarbeitenden Nervenapparates interpretiert werden. Dies legt auch die Selbstschilderung eines schizophrenen Patienten nahe: „An mir selbst konnte ich studieren, wie bestimmte Situationen Symptome auslösen. Die Empfindlichkeit liegt natürlich in mir selbst, und ich muss versuchen, mich innerlich abzuhärten und mich vor möglicherweise gefährlichen Situationen abzuschirmen. So versuche ich jetzt, den Kontakt mit Menschen, die gegen mich eingestellt sind oder die ich zu irritieren scheine, zu meiden. Manchmal merke ich, wie ich mich über ein Thema aufrege ..., dann zwinge ich mich zur Ruhe; lieber nachgeben als aggressiv sein ... Zu Zeiten, in denen ich mich aufrege, erlebe ich häufig einen leichten Rückfall in meine Wahnvorstellungen. Ich fange an, gewisse Zufälle, die ich sonst nicht beachten würde, auffällig zu finden. Ich treffe vielleicht eine Person, die ich nicht erwartet habe. Dann stelle ich möglicherweise eine wahnhafte Theorie auf und beginne, sie zu überprüfen. Jetzt will ich darauf achten, ob das Auto mir um die Kurve nachfährt. Wenn ja, bleibt es noch weitere Kurven hinter mir? Dann muss es mir folgen. Ich glaube jetzt, mich gut zu kennen, um zu wissen, dass solche Gedanken gefährlich sind. Ich kann mich genügend beherrschen und dadurch verhindern, dass sie außer Kontrolle geraten und mein inneres Wesen zerstören."

Gestörte Informationsverarbeitung

Solche Störungen der Informationsverarbeitung sind vor allem bei Schizophrenen mit leichteren Langzeitbehinderungen nachgewiesen worden. Sie sind nicht in konstant gleichem Ausmaß vorhanden und hängen von Aufgabenstellung, Krankheitsphase und emotionaler Beteiligung ab. Sie entsprechen Phänomenen, die schon zu Beginn unseres Jahrhunderts als für die Schizophrenie zentral betrachtet wurden. So sprach z. B. Eugen Bleuler 1911 von einer „Lockerung der Assoziationen" bei Schizophreniekranken.

Die Ursache dieser grundlegenden Veränderung ist nicht genau bekannt. Immerhin konnte gezeigt werden, dass Schizophreniekranke sich an Reizen, die sich wiederholen (z. B. an laute Töne, denen zuvor ein leiserer Ton vorausgeht), weniger adaptieren und gewöhnen, so dass sie (infolge einer verringerten Präpulshemmung PPI) im Vergleich zu Gesunden verstärkte Schreck-Reaktionen aufweisen. Es wird (Vollenweider u. Hell 2001) vermutet, dass der Thalamus (ein Kern im Mittelhirn, der als Schaltstelle dient) seiner Filterfunktion bei Schizophreniekranken nicht adäquat nachkommen kann. Es können aber auch solche körperlichen Schwachpunkte (der Reizübermittlung in bestimmten Hirnregionen) mit Problemen des Weltbezugs (Verschlossenheit, hilfloses Ausgesetztsein, schiefe Bezugssysteme) gekoppelt sein. Auch wenn die Annahme einer unausgeglichenen zentralnervösen Erregungsbalance, die mit einer zeitweisen Einschränkung der Informationsverarbeitung einhergeht, nicht abschließend bewiesen ist, ist sie zum Verständnis und vor allem für den Umgang mit den krankheitsbedingten Problemstellungen hilfreich.

> **Die Annahme einer besonderen Ablenkbarkeit von Personen, die zu schizophrenen Reaktionsweisen neigen, macht auch deutlich, dass diese nicht grundsätzlich anders sind als alle anderen Menschen, sondern nur eine allgemein menschliche Eigenheit besonders ausgeprägt aufweisen.**

Das erläuterte Modell lässt sich in seinen Konsequenzen schematisch in einfacher Weise darstellen (■ Abb. 4.2).

Schutzlosigkeit und fehlende Balance

Wegen ihrer Reizoffenheit und ihrer Schutzlosigkeit den verschiedensten Einflüssen gegenüber (Selektionsmangel) scheinen schizophreniekranke Menschen besonders verletzlich gegenüber inneren und äußeren Disharmonien zu sein. Sie können sich weniger nach außen hin abgrenzen und kämpfen mit Identitätsproblemen. Sie erscheinen durch ihre Verletzlichkeit oftmals als besonders feinfühlig, aber sie neigen auch dazu, auf Belastungen und Krisen, auf Wechsel und Umstellungen mit krankhaften Störungen zu reagieren. So konnte die Mehrzahl der Untersuchungen über den Einfluss von besonderen Lebensereignissen nachweisen, dass die Erkrankten vor Ausbruch der Krankheit deutlich mehr Veränderungen ihres alltäglichen Lebens wahrnahmen als gesunde Menschen. Auch konnte verschiedentlich gezeigt werden, dass Reizentzug schizophrene Symptome mildern, starke soziale (besonders emotionale) Stimulierung akute schizophrene Symptome hervorrufen kann. Weil Überstimulation die Gefahr von Krankheitsphasen, Unterstimulation dagegen die Gefahr von Apathie und Inaktivität mit sich bringen, müssen schizophrene Menschen um eine feine Balancierung von Nähe und Ferne, von Konzentration und Entspannung, von Zuwendung und Rückzug bemüht sein. Sie scheinen diesen Balanceakt unter besonderen Bedingungen – gleichsam auf hohem Seil – auszuführen und ständig zu riskieren, auf die eine oder andere Seite abzustürzen.

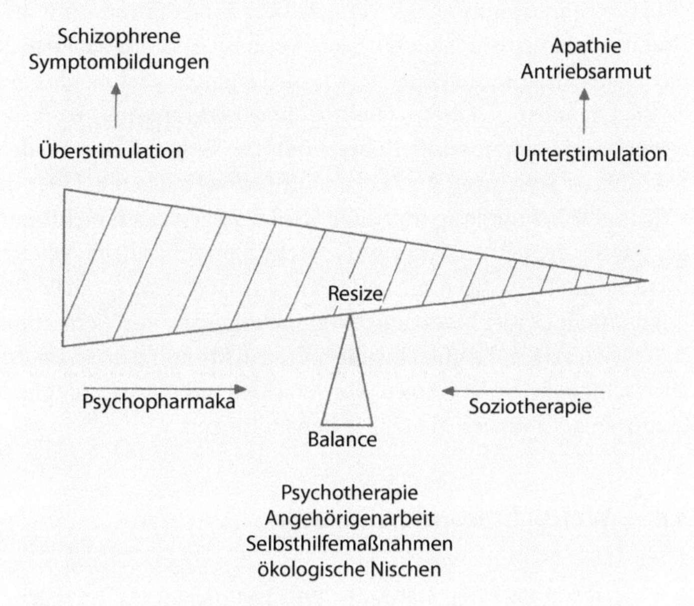

Abb. 4.2 Modell der Grundproblematik schizophrener Menschen

Eine solche Krankheitsdynamik wird auch modernen therapeutischen Konzeptionen zugrunde gelegt. Je verwirrter ein Kranker ist, desto wichtiger sind medikamentöse Beruhigung und möglichst klare Betreuungsstrukturen. Je zurückgezogener und inaktiver ein Patient sich andererseits entwickelt, desto bedeutungsvoller werden anregende rehabilitative Maßnahmen.

So gilt es nach therapeutischen Erfahrungen, eine schizophrene Verletzlichkeit ernst zu nehmen, die je nach Stadium sowohl ein Zuviel als auch ein Zuwenig an Stimulation oder Beruhigung gefährlich werden lässt.

Das sog. „Vulnerabilitäts-Stress-Modell" (Zubin u. Spring 1977) ist zur Versinnbildlichung nützlich: es geht von einer Vulnerabilität aus, welche durch genetische und/oder z. B. Umgebungsfaktoren beeinflusst wird. Wie in einer Waagschale werden beschützende und schädigende Einflussfaktoren gegenübergestellt. Im Fachjargon also „Coping" versus Stressoren. Wenn sich die Waagschale zuungunsten des Copings absenkt, steigt das Risiko der Psychose. Dieses weitverbreitete Modell wurde in der Zwischenzeit weiterentwickelt.

Hier ist ein Vergleich mit der Zuckerkrankheit durchaus möglich. Je nach Stoffwechsellage können bei Diabetikern eine Überzuckerung ebenso wie eine Unterzuckerung gefährlich sein und zu Schläfrigkeit oder zu Bewusstseinsverlust führen. Auch in einem weiteren Sinne ist der Vergleich der Schizophrenie mit dem Diabetes mellitus durchaus hilfreich, wenn auch die Parallelen nicht überstrapaziert werden dürfen: Wie die Diagnose „Schizophrenie" ist die Diagnose „Diabetes mellitus" (Zuckerkrankheit) zunächst einmal ein **Sammelbegriff**. Er beschreibt die Tatsache, dass bei dem Erkrankten Störungen im Zuckerstoffwechsel auftreten. Über die Folgen der Erkrankung im Alltag wird dagegen noch nichts ausgesagt: Bei dem einen mag eine Gewichtsabnahme allein vielleicht diese Störung beseitigen; ein anderer muss täglich eine spezielle Diät erhalten, ein Dritter Medikamente einnehmen und ein Vierter muss sich schon als Kind täglich Insulin spritzen. In ähnlicher Weise sind auch schizophrene Störungen sehr verschiedenartig ausgeprägt und bedürfen ganz unterschiedlicher Behandlungen.

4.6 Weiterführende Literatur

- Arieti S (1998) Schizophrenie. Piper, München (*Meisterhafte Zusammenfassung psychodynamischer Aspekte*)
- Ciompi L (1998) Affektlogik. Ein Beitrag zur Schizophrenieforschung. Klett-Cotta, Stuttgart (*Integrativer Ansatz zu einem Schizophreniemodell*)
- Häfner H (2005) Das Rätsel Schizophrenie. Beck, Landshut (*Großangelegte Übersicht über Fakten zur Schizophrenieentstehung*)
- Hell D, Endrass J, Vontobel J, Schnyder U (2011) Kurzes Lehrbuch der Psychiatrie, 3. Aufl. Huber, Bern (*Psychiatrisches Basiswissen u.a. über Schizophrenien*)
- Scharfetter C (1999) Schizophrene Menschen, 5. Aufl. Psychologie Verlags Union und Urban & Schwarzenberg, München (*Prägnante Übersicht über Theorienbildungen*)

Behandlungsmöglichkeiten

D. Hell, D. Schüpbach *Schizophrenien*,
DOI 10.1007/978-3-662-48932-1_5

In den letzten Jahren sind **Behandlungsleitlinien** entstanden. Sie enthalten Empfehlungen für die Therapie der Schizophrenien aufgrund neuester wissenschaftlicher Erkenntnisse. Die Entwicklung solcher Behandlungsleitlinien erfolgte in vielen Gebieten der Medizin. Damit soll die Behandlung – wie es im medizinischen Jargon heißt – „evidenzbasiert" gestaltet werden.

Behandlungsleitlinien

Es ist wohl angebracht, einige grundsätzliche Überlegungen zur Bewertung dieser Behandlungsleitlinien anzustellen, bevor das therapeutische Vorgehen eingehender dargestellt wird. Es sind folgende **Trends** festzustellen:

- Die Anzahl der Behandlungsleitlinien ist in den letzten Jahren sprunghaft angestiegen.
- Es sind nationale und internationale Behandlungsleitlinien publiziert worden.
- Die Behandlungsleitlinien zur Schizophrenie haben sich zunehmend spezifiziert: Sie widmen sich verschiedenen Phasen der Erkrankung, so z. B. der Akutphase und der Phase der Erhaltungstherapie, aber auch verschiedenen Aspekten der Erkrankten wie dem Einfluss des Alters, einer bestehenden Schwangerschaft oder einer zusätzlichen Suchterkrankung etc.
- Die medikamentöse Therapie der Schizophrenien nimmt in den Leitlinien eine zentrale Stellung ein. Damit stellt sich aber auch die Frage, wie die Zusammenarbeit zwischen Arzt und Patient die Therapie beeinflusst.
- Die Behandlungsempfehlungen der Leitlinien basieren meist auf klinischen Studien, welche die erwünschten und unerwünschten Wirkungen der Arzneimittel untersucht haben. Dabei kommt sog. „doppelblinden und randomisierten Studien" eine besonders große Bedeutung zu. Das sind Studien, in welchen weder Patient noch Arzt wissen (= doppelblinde Versuchsanordnung), welche von zwei Substanzen, die nach dem Zufallsprinzip abgegeben werden (= randomisiert), von einer bestimmten Person eingenommen wurde. In der Regel wird dann die Patientengruppe, die ein bestimmtes Medikament (genannt „**Verum**") erhalten hat, mit der andern Patientengruppe, die ein Placebo (eine Tablette, welche keinen Wirkstoff enthält) bekommen hat, verglichen. Weil die Einteilung der Patienten in die Verum- oder Placebo-Gruppe zufällig („randomisiert") ist und sowohl der Arzt als auch der Patient nicht wissen, ob nun das Medikament oder das Placebo verabreicht wurde („doppelblind"), kann die Differenz von Wirksubstanz und Placebo unabhängiger bestimmt werden.
- Randomisierte Doppelblindstudien spielen bei den Empfehlungen der Behandlungsleitlinien eine gewichtige Rolle, weil

davon ausgegangen wird, dass nur solche Studien sicherstellen, den Unterschied zwischen der Wirkung eines Medikamentes und eines Scheinmedikamentes (oder auch eines anderen Medikamentes) wirklich und zuverlässig aufzeigen zu können.
- Randomisierte Doppelblindstudien werden v. a. bei der Zulassung neuer Präparate angewandt. Sie sind sehr aufwändig und kostspielig. Das bedeutet, dass derartige Studien primär bei neuen Präparaten oder solchen, die noch keine Nachahmerpräparate („Generika") haben, durchgeführt werden.
- Ein wichtiges Erfolgsmerkmal einer Therapie stellt neben der Symptomabnahme die Vermeidung eines Rückfalls (englisch: „relapse") dar.
- In letzter Zeit wurden auch soziale Erfolgskriterien zunehmend als bedeutend erachtet, so z. B. Aspekte des Wohnens, der Arbeit oder Beschäftigung, der Lebensgestaltung und der Lebensqualität (englisch: „quality of life").
- Die empfohlene Dauer einer kontinuierlichen antipsychotischen Therapie wurde in den letzten Jahren tendenziell erhöht, unter anderem auch mit Hinweisen v. a. aus der englischsprachigen Literatur, dass das Rückfallrisiko ohne dauernde antipsychotische Medikation sehr hoch ist.
- Die Behandlungsleitlinien sollen den Ärzten helfen, verschiedene medikamentöse Therapien miteinander zu vergleichen, die Wirkungen und Nebenwirkungen von Medikamenten zu gewichten und eine für den Patienten möglichst optimale Behandlung auszuwählen.
- Die Behandlungsleitlinien geben zudem Empfehlungen für die medizinische Kontrolle des körperlichen Zustands ab, z. B. der Anwendung von Herzstromkurven (Elektrokardiogramm = EKG), bildgebenden Verfahren des Gehirns, Laborwerten etc.

Beurteilung evidenzbasierter Studien

Aufgrund der Vielfältigkeit und Unterschiede nationaler und internationaler Behandlungsleitlinien fällt eine abschließende Beurteilung des Nutzens nicht einfach aus. Als positiv zu bewerten sind die Bestrebungen, Unsicherheiten in der Therapie von Schizophrenien zu beseitigen, indem Ergebnisse aus evidenzbasierten Studien für die Empfehlungsgrade von medikamentösen Behandlungen konsequent berücksichtigt werden. Die Zusammenfassung solcher Studienergebnisse können zu einer sichereren Grundhaltung in der Therapie von Schizophrenien beitragen.

Dieser Vorteil kann sich indes unter bestimmten Voraussetzungen als nachteilig erweisen: So können evidenzbasierte Behandlungsleitlinien im Widerspruch zu einer individuell gestalteten Behandlung stehen (Schuepbach et al. 2014). Auch besteht die

Gefahr, dass eigene Erfahrungswerte von Ärzten, Patienten und Angehörigen zu wenig berücksichtigt werden oder anderslautende Studienergebnisse nicht zur Kenntnis genommen werden.

Der letzte Punkt soll an Hand einer kürzlich publizierten Langzeitstudie zur frühen Phase der Schizophrenie illustriert werden: In einer Untersuchung zum Krankheitsverlauf schizophrener Patienten stellte eine Arbeitsgruppe aus den Niederlanden während eines Beobachtungszeitraums von 7 Jahren die Dauerbehandlung mit Antipsychotika einer Intervall- oder auch Niedrigdosisbehandlung gegenüber. Dauerbehandlung bedeutet, dass die Patienten die Antipsychotika regelmäßig und täglich einnahmen. Intervall- und Niedrigdosierungbehandlung heißt, dass die Medikamentendosis im Behandlungsverlauf reduziert oder gar abgesetzt, aber bei Bedarf auch wieder neu erhöht wurde. Die wesentlichen Resultate dieser Studie (Wunderink et al. 2013) lassen sich wie folgt zusammenfassen: Während die Rückfallhäufigkeit bei der Dauerbehandlung mit Antipsychotika niedriger war, ergab sich ein besseres Funktionieren (Wohnen, Arbeit etc.) bei Patienten unter Intervallbehandlung. Zudem waren die Rückfälle bei Intervallbehandlung relativ milde. Die Resultate dieser Studie, die allerdings noch durch weitere Untersuchungen zu bestätigen sind, stehen im Widerspruch zum Credo der meisten Behandlungsrichtlinien, nämlich dass eine Dauerbehandlung mit Antipsychotika die momentan überlegenste Therapieform darstellt.

Es ist aber unbestritten, dass das persönliche Erleben der Patienten und ihre Einstellung zur Behandlungsweise wichtig für die optimale Medikamenteneinstellung sind. Wie auch der bekannte Schizophreniespezialist Professor S. Marder aus Los Angeles/USA in einem Kommentar zur Studie von Wunderink et al. (2013) bemerkt, gilt es zu berücksichtigen, dass der Vorteil höherer antipsychotischer Dosen mit dem Nachteil vermehrter unerwünschter Arzneimittelnebenwirkungen einhergeht. Auch deshalb ist es am besten, gemeinsam mit dem Patienten eine Behandlungsentscheidung vorzunehmen. Dabei sollen statistische Befunde, auf denen Leitlinien beruhen, mitbedacht, aber es soll ihnen im Einzelfall nicht blind gefolgt werden (Schizophreniaforum.org, Kommentar vom 16.08.2013, S. Marder).

Behandlungsleitlinien

Behandlungsrichtlinien folgender Quellen könnten für den Leser von Interesse sein (Stand aller folgenden Internetadressen: 17. November 2015):

- Deutsche Gesellschaft für Psychiatrie, Psychotherapie Psychosomatik und Nervenheilkunde (DGPPN), Internet: http://www.dgppn.de/publikationen/leitlinien.html

- Medizin Akademie/Konsensus-Statement 2008 zu Schizophrenie, Medikamentöse Therapie, Internet: http://www.medizin-akademie.at/meetings-statements/konsensus-statements/
- NICE, Internet: http://www.nice.org.uk/guidance/
- World Federation of Societies of Biological Psychiatry. Treatment Guidelines and Consensus Paper (WFSBP), Internet: http://www.wfsbp.org/educational-activities/wfsbp-treatment-guidelines-and-consensus-papers.html

Andere Suchstrategie: In der Suchmaschine folgende Begriffe eingeben: „DGPPN Behandlungsleitlinie Schizophrenie", „Konsensus Statement Schizophrenie OEGBP", „WFSBP guidelines", „NICE guidance".

Grundsätzlich gibt es für die Behandlung von Schizophrenien kein einzig richtiges Therapieschema. Das hat auch damit zu tun, dass die Ursachen der Schizophrenien nicht völlig geklärt sind und verschiedene (von Person zu Person z. T. unterschiedliche) Faktoren zur Krankheit beitragen. Zu diesen Faktoren gehören körperliche und psychische Krankheiten (Komorbiditäten), welche bei Schizophrenien zusätzlich vorhanden sein können und welche eine Behandlung erfordern.

Daher ist gegenüber Therapeuten, die nur **eine** Behandlungsmethode bei Schizophrenien anwenden, eine gewisse Zurückhaltung geboten. In der Regel empfiehlt sich eine Kombination verschiedener Therapieangebote, so dass z. B. eine medikamentöse Therapie von stützenden und klärenden Gesprächen ergänzt wird.

Therapeutische Flexibilität

Besonders wichtig erscheint therapeutische Flexibilität. Dies schließt jedoch nicht aus, dass ein Behandlungsschema einige Zeit lang eingehalten wird, zumal solche strukturierenden Maßnahmen häufig im Sinne einer Orientierungshilfe von Patienten und Angehörigen als hilfreich erlebt werden.

Die Behandlung wird je nach Krankheitsstadium, in dem sich der Patient gerade befindet, unterschieden:

Einsatz verschiedener Behandlungsmethoden

- Bei schweren, verworrenen Zuständen (psychotische Krise) kann die **medikamentöse Behandlung** als Methode der Wahl bezeichnet werden.

- Ist der Kranke eher sozial und beruflich behindert oder invalidisiert, so haben **soziotherapeutische Bemühungen** (Wiedereingliederungshilfen) den Vorrang
- Zwischen akuten Krankheitsphasen (im gebesserten Zustand) können **psychotherapeutische Aspekte** in den Vordergrund rücken und zur Stärkung der Persönlichkeit beitragen.

Angehörigenarbeit

In allen, zumindest jedoch in den beiden erstgenannten Phasen hat auch die Zusammenarbeit mit den nächsten Angehörigen, die sog. Angehörigenarbeit, große Bedeutung.

Erste Anlaufstation in einer Krisensituation ist meist der Hausarzt oder der niedergelassene Psychiater. Der Arzt kann dann entscheiden, welche Schritte nötig sind und ob eine ambulante Behandlung ausreicht.

Wird die Betreuung zu Hause oder ambulant für die Betroffenen zu belastend, wie dies insbesondere bei langdauernden Krisen der Fall sein kann, so ist eine teilstationäre Betreuung (► Abschn. 5.3) oder eine psychiatrische Hospitalisation angezeigt. Die rechtlichen Grundlagen zur Krankenhauseinweisung sind von Land zu Land verschieden.

Unterbringungsgesetze

In Deutschland gelten die Unterbringungsgesetze (PsychKG). Sie besagen, dass jemand gegen seinen Willen in einer geschlossenen psychiatrischen Klinik untergebracht werden kann, wenn er an einer psychischen Krankheit oder an einer krankheitswertigen psychischen Störung leidet und darüber hinaus eine Gefahr für sich selbst oder die öffentliche Sicherheit und Ordnung darstellt. Die Unterbringungsgesetze variieren je nach Bundesland.

Konkret läuft das Verfahren in drei Stufen ab. 1. Die sog. untere Verwaltungsbehörde wie Kreisverwaltungsbehörde, Polizei etc. leiten die Unterbringung ein; 2. Der Arzt nimmt zu den Voraussetzungen Stellung; 3. Der Richter beim zuständigen Vormundschaftsgericht entscheidet (aus Möller et al. 2009).

In Österreich besteht ein Unterbringungsgesetz (UbG). Danach dürfen Patienten nur dann in einer psychiatrischen Anstalt oder Abteilung untergebracht werden, wenn sie psychisch krank sind, deswegen eine ernsthafte/erhebliche Gefahr für sich selbst oder andere besteht und außerhalb einer psychiatrischen Einrichtung keine ausreichende Behandlung möglich ist. Es wird zwischen der Unterbringung auf Verlangen und ohne Verlangen unterschieden. Weitere Details siehe Gesamte Rechtsvorschrift für

Unterbringungsgesetz, Bundeskanzleramt, Rechtsinformationssystem (Internet: http://www.ris.bka.gv.at, Stand: 17. November 2015).

In der Schweiz gilt das Kindes- und Erwachsenenschutzrecht (KESR), welches u. a. die Unterbringung in eine psychiatrische Klinik regelt. Die Fürsorgerische Unterbringung (FU) bei Erwachsenen darf dann erfolgen, wenn eine erwachsene Person an einer psychischen Störung oder an geistiger Behinderung leidet oder wenn sie schwer verwahrlost ist und wenn die nötige Behandlung oder Betreuung nicht anderweitig erbracht werden kann. Weitere Details finden sich z. B. im Internet: http://www.sozialinfo.ch (Stand: 17. November 2015).

Psychiatrische Kliniken bieten in der Regel eine intensive Betreuung in Akutabteilungen an. Neben der medikamentösen Therapie spielt die Zuwendung mittels Gesprächen, Beschäftigungs-, Ergo-, Physio- und weiteren kreativen Therapien eine entscheidende Rolle. Psychiatrische Kliniken sind heute meist besser als ihr Ruf und beschränken sich keineswegs nur auf Überwachung bzw. Unterbringung. So wird auch zu Beginn des stationären psychiatrischen Aufenthalts der diagnostischen Abklärung, einschließlich körperlicher Untersuchungsverfahren, Rechnung getragen.

Hervorzuheben ist auch, dass der Aufenthalt in einer Klinik für Patienten und deren Angehörigen oft ein Neubeginn ist und die Abschirmung vor zu viel Anforderungsdruck eine wirkungsvolle Behandlungsstrategie darstellen kann.

Im Folgenden sollen die medikamentöse Behandlung, die Psychotherapie sowie die Wiedereingliederungshilfen besprochen werden. Diese verschiedenen Ansätze schließen sich nicht aus, sondern ergänzen einander.

5.1 Medikamentöse Behandlung

Bei der medikamentösen Behandlung der Schizophrenien spielen hauptsächlich die Antipsychotika eine wesentliche Rolle.

5.1.1 Wirkungen der Antipsychotika

Die Wirkung der Antipsychotika beruht einerseits auf der Verminderung der Symptome wie Stimmenhören oder Sich-verfolgt-Fühlen (Positivsymptome). Andererseits kommt es zu einer Entspannung und Dämpfung des emotionalen Antriebs bei erhaltenem Bewusstsein. Hingegen haben diese Antipsychotika nur einen kleinen Effekt auf Rückzug, Antriebslosigkeit etc. (Negativsymptome). Die

Wirkung auf die Hemmung der Denkleistung (sog. kognitive Defizite) muss bei den neueren, sog. Antipsychotika der 2. Generation, als gering bis bescheiden eingestuft werden (Keefe et al. 2007).

> **Unter dem Einfluss von Antipsychotika kommt es zu größerer Distanz zur äußeren und inneren Erlebniswelt. Krankhafte Ängste, Sinnestäuschungen sowie innere Erregung können zwar immer noch vorhanden sein, berühren und beunruhigen den Kranken aber weniger.**

Eingeschränkte Reizübertragung

Der **Wirkungsmechanismus der Antipsychotika** beruht nachweislich – aber nicht ausschließlich – auf einer Einschränkung der Reizübertragung in bestimmten Gehirnregionen (die sog. Dopaminhypothese).

Antipsychotika können in zwei Gruppen eingeteilt werden:

- **Klassische Antipsychotika („Antipsychotika der 1. Generation").** Sie wirken hauptsächlich durch Blockade der Dopaminrezeptoren. Die hochpotenten Medikamente dieser Gruppe haben deshalb vor allem unangenehme Arzneimittelnebenwirkungen am Bewegungsapparat (► „Arzneimittelnebenwirkungen der Antipsychotika"). Die niederpotenten Medikamente dieser Gruppe zeichnen sich zwar durch eine geringere Ausprägung der Dopaminblockade aus und haben deshalb weniger motorische Arzneimittelnebenwirkungen, benötigen aber für den gleichen antipsychotischen Effekt eine höhere Dosierung, was zu vegetativen Begleiterscheinungen führen kann, wie z. B. tiefer arterieller Blutdruck.
- **Moderne Antipsychotika („Antipsychotika der 2. Generation").** Diese Substanzen weisen ein anderes Rezeptorprofil auf als hochpotente Antipsychotika der 1. Generation. Sie zeigen aber eine ähnliche Wirksamkeit, jedoch ohne die Arzneimittelnebenwirkungen am Bewegungsapparat. Deshalb werden sie vom Schizophreniekranken in der Regel besser akzeptiert. Allerdings verändern sie bei langem Gebrauch oft den Stoffwechsel.

Einige der gebräuchlichsten Antipsychotika sind in ◘ Tab. 5.1 aufgeführt.

Auch für die Gruppe der Antipsychotika gilt der Satz von Paracelsus: „Alle Dinge sind Gift und nichts ist ohne Gift. Allein die Dosis macht, dass ein Ding kein Gift ist."

Um eine Medikation längerfristig möglichst optimal einzustellen, sind nicht nur pharmakologische Kenntnisse des Arztes,

Tab. 5.1 Einige der gebräuchlichsten Antipsychotika mit Angabe des Dosierungsspektrums

Arzneistoff	Präparat			Dosierung [mg/Tag p.o.]
	Schweiz	Deutschland	Österreich	
Hochpotente Antipsychotika der 1. Generation				
Benperidol	–	Benperidol-neuraxpharm	–	1–6
Flupentixol	Fluanxol	Fluanxol	Fluanxol	2–40
Fluphenazin	–	Lyogen	–	2–20
Haloperidol	Haldol	Haldol-Janssen	Haldol	1–40
Melperon	–	Melperon-neuraxpharm	Buronil	25–200
Perphenazin	Trilafon	Perphenazin-neuraxpharm	–	8–24
Sulpirid	Dogmatil	Sulpivert	Dogmatil	50–1600
Zuclopenthixol	Clopixol	Ciatyl-Z	Cisordinol	20–100
Niederpotente Antipsychotika der 1. Generation				
Chlorprothixen	Truxal	Truxal	Truxal	50–600
Levomepromazin	Nozinan	Levomepromazin-neuraxpharm	Nozinan	25–250
Pipamperon	Dipiperon	Dipiperon	–	10–360
Promazin	Prazine	–	–	50–1000
Promethazin	–	Promethazin-neuraxpharm	–	20–200
Prothipendyl	–	Dominal	Dominal	160–320
Thioridazin	–	Melleril	–	30–210
Antipsychotika der 2. Generation				
Amisulprid	Solian	Solian	Solian	400–800
Aripiprazol	Abilify	Abilify	Abilify	10–30
Clozapin	Leponex	Leponex	Leponex	25–600
Lurasidon	Latuda	–	–	40–160
Olanzapin	Zyprexa	Zyprexa	Zyprexa	5–20
Quetiapin	Seroquel	Seroquel	Seroquel	50–750
Paliperidon	Invega	–	Invega	3–12
Risperidon	Risperdal	Risperdal	Risperdal	3–8
Sertindol	Serdolect	Serdolect	Serdolect	12–20
Depotpräparate				
Antipsychotika der 1. Generation				
Flupentixol-decanoat	Fluanxol Depot	Fluanxol Depot	Fluanxol Depot	20–100
Haloperidol-decanoat	Haldol Deanoas	Haldol-Janssen	Haldol Decanoat	50–300

■ Tab. 5.1 Fortsetzung

Arzneistoff	Präparat			Dosierung [mg/Tag p.o.]
	Schweiz	Deutschland	Österreich	
Zuclopenthixol-decanoat	Clopixol Depot	Ciatyl-Z Depot	Cisordinol Depot	200–400
Antipsychotika der 2. Generation				
Aripiprazol	Abilify Maintena	Abilify Maintena	Abilify Maintena	200–400
Olanzapin	–	Zypadhera	–	210–405
Paliperidon-palmitat	Xeplion	Xeplion	Xeplion	50–150
Risperidon	Risperdal Consta	Risperdal Consta	Risperdal Consta	25–50

sondern auch eine enge Zusammenarbeit mit dem Patienten und gegebenenfalls mit den Angehörigen vonnöten. Es ist eine ärztliche Pflicht, den Patienten ausreichend über mögliche Nebenwirkungen aufzuklären. Da die Medikamente von Patient zu Patient manchmal unterschiedlich wirken, müssen sie individuell angepasst und eventuell umgestellt werden. Zum Nutzen des Kranken ist der Arzt darauf angewiesen, gerade auch Hinweise über Arzneimittelnebenwirkungen zu erhalten. Die wichtigsten Arzneimittelnebenwirkungen der Antipsychotika werden nachfolgend ausführlicher dargestellt.

5.1.2 Arzneimittelnebenwirkungen der Antipsychotika

Hochpotente Antipsychotika der 1. Generation

Bei den hochpotenten Antipsychotika stehen Arzneimittelnebenwirkungen am Bewegungsapparat im Vordergrund. Es handelt sich um vier verschiedene Arten von Störungen der sog. Extrapyramidalsymptomatik (EPMS):

- Frühdyskinesien
- Akathisie
- Parkinsonoid
- Spätdyskinesien

Sie sind oft recht beeindruckend und werden vom Patienten als lästig empfunden. Zu Beginn der Behandlung können in bis zu einem

Drittel der Fälle unwillkürliche Muskelzuckungen und -krämpfe im Bereich des Halses und Gesichts (evtl. auch der Augen-, Zungen- oder Schluckmuskulatur) auftreten. Diese Frühdyskinesien rufen häufig Ängste, z. B. gelähmt zu werden, hervor, wenn der Betroffene nicht darauf vorbereitet ist. Sie können mit Gegenmitteln (Medikamente, welche zur Behandlung der Schüttellähmung eingesetzt werden, sog. Anti-Parkinson-Mittel) behoben werden, womit die Symptome verschwinden. Häufig kommt eine allgemeine Bewegungsunruhe hinzu, die als Unfähigkeit, still zu sitzen, auffällt und sich gerade bei Ruhe, beispielsweise beim Sitzen oder im Bett, höchst unangenehm bemerkbar macht. Dieses Phänomen wird Akathisie genannt.

Bewegungsstörung mit Zwangsjackenphänomen

Nach 1–2 Behandlungswochen können Muskelsteife, Zittern und Speichelfluss (wie bei der Schüttellähmung bzw. der Parkinson-Krankheit) auftreten, das sog. Parkinsonoid. Diese Arzneimittelnebenwirkungen werden manchmal von Patienten als „Zwangsjackenphänomen" bezeichnet, weil sie sich in ihrer Körperbewegung beeinträchtigt fühlen; es tritt von Patient zu Patient mit unterschiedlicher Häufigkeit auf und kann entweder wieder durch die oben beschriebenen Gegenmittel oder durch eine Reduzierung der Dosis bzw. eine Umstellung auf ein anderes Antipsychotikum beseitigt werden. Bei längerer (meist jahrelanger) Behandlung, vor allem mit hoch dosierten Antipsychotika, können schleichend unwillkürliche stereotype Bewegungen auftreten, die den Frühdyskinesien ähneln, sog. Spätdyskinesien. Sie stellen zurzeit noch ein ungelöstes Problem dar. Im Gegensatz zu den Frühdyskinesien bleiben sie bisweilen auch nach gänzlichem Absetzen der Antipsychotika bestehen. Die Häufigkeit dieser Arzneimittelnebenwirkungen schwankt in weiten Bereichen (im Mittel bei 10–20% der in psychiatrischen Kliniken hospitalisierten Langzeitpatienten), Arzneimittelnebenwirkungen scheinen bei betagten Patienten, die möglicherweise Vorschädigungen des Hirns aufweisen, häufiger zu sein.

Hormonstörungen

Antipsychotika der 1. Generation können zudem eine Reihe weiterer unerwünschter Arzneimittelnebenwirkungen aufweisen, wie z. B. Hormonstörungen. Es kann zu einer Überproduktion des Hormons Prolaktin kommen, welches normalerweise bei der Mutter nach einer Geburt vermehrt produziert wird und für den Milcheinschuss verantwortlich ist, eine Voraussetzung für das Stillen des Neugeborenen. Prolaktin-Erhöhungen durch Antipsychotika können zu eindrücklichen unerwünschten Arzneimittelnebenwirkungen führen, wie z. B. Verminderung der Potenz (Erektionsstörungen), der Libido, des Milcheinschusses auch beim Mann (Galaktorrhö), der Ausdünnung von Knochen (Osteopenie) etc. Die regelmäßige Kontrolle des Prolaktinspiegels gehört deshalb zu den notwendigen Laboranalysen im Verlauf einer antipsychotischen Therapie. Bei erhöhtem Spiegel und bei Vorliegen der beschriebenen Arzneimittelnebenwirkungen sollte das Antipsychotikum gewechselt werden.

Herzstörungen

In Folge von Studien, welche für Antipsychotika allgemein ein erhöhtes Risiko von Herzkomplikationen gezeigt hatten (Rey et al. 2009), finden Nebenwirkungen am Herzen, insbesondere Herzrhythmusstörungen unter Antipsychotika, vermehrt Beachtung. Deshalb ist es bei Neueinstellung eines Antipsychotikums empfehlenswert, ein Elektrokardiogramm (EKG) durchzuführen. Später sind periodische Kontrollen angezeigt.

Niederpotente Antipsychotika der 1. Generation

Niederpotente Antipsychotika verursachen in der Regel keine unwillkürlichen Bewegungsstörungen, sondern Arzneimittelnebenwirkungen im vegetativen Bereich. Am häufigsten sind Mundtrockenheit, eine verstopfte Nase und Stuhlverstopfung. Eine leichte Blutdrucksenkung und ähnliche Kreislaufregulationsstörungen können dabei auftreten. Diese vegetativen Arzneimittelnebenwirkungen sind meist harmloser Art und verschwinden in der Regel nach 14 Tagen trotz Einnahme, auf jeden Fall nach Dosisreduktion oder Absetzen des Medikaments. Viel seltener – und meist nur bei höherer Dosierung – können Zyklus- oder Potenzstörungen, Harnverhaltung oder verschwommenes Sehen auftreten. Behandlungsbedürftige Leberveränderungen oder Krampfanfälle sind bei den heute verwendeten Mitteln ganz selten.

Einzelne Medikamente haben noch weitere, zu beachtende Arzneimittelnebenwirkungen, wie Blutbildveränderungen oder Allergien bzw. Hautausschläge. Durch regelmäßige ärztliche Kontrolle sind sie frühzeitig zu erkennen und schwere Komplikationen sind damit vermeidbar.

Antipsychotika der 2. Generation

Antipsychotika der 2. Generation weisen aufgrund des unterschiedlichen Rezeptorprofils z. T. ähnliche, z. T. aber auch andere Arzneimittelnebenwirkungen auf als Antipsychotika der 1. Generation. In höheren Dosen können einzelne Antipsychotika der 2. Generation auch Arzneimittelnebenwirkungen am Bewegungsapparat (im Sinne der extrapyramidalmotorischen Nebenwirkungen wie bei den Antipsychotika der 1. Generation) hervorrufen. Sie führen auch, wie oben angeführt, in unterschiedlichem Maße zu einer Erhöhung des Prolaktinspiegels im Blut, so dass es zu Brustvergrößerung oder gar Sekretabfluss kommen kann. Viele Antipsychotika der 2. Generation tragen zu einer Erhöhung der Blutfette und/oder des Blutzuckers bei. Damit im Zusammenhang stehend kann es – zusammen mit einem Verlust des Sättigungsgefühls – zu Übergewicht kommen, was Schizophreniekranke nicht selten veranlasst, die Mittel abzusetzen. Allerdings gibt es auch andere Ursachen für das häufige Übergewicht der Betroffenen: Passiver Lebensstil, Rauchen, Verzehr von ungesunder Nahrung. Zudem konnten Studien eine genetische Überlappung zwischen Schizophrenie und metabolischen Erkrankungen nachweisen.

Stoffwechselstörungen

Die vermehrte Kenntnis von Stoffwechselstörungen, welche durch Antipsychotika der 2. Generation verursacht werden, hat zur Anpassung von Behandlungsrichtlinien geführt. Sie wurden mit Empfehlungen zur regelmäßigen Kontrolle des Gewichts, des Bauchumfangs, des arteriellen Blutdrucks und verschiedener Laborwerte erweitert (De Hert et al. 2009).

In den letzten Jahren wurden auch vermehrt Berichte über Arzneimittelnebenwirkungen von Antipsychotika der 2. Generation auf das Herz-Kreislauf-System publiziert. Einzelne Substanzen können auf den Erregungsablauf im Herzen Einfluss nehmen, so dass es wie bei Antipsychotika der 1. Generation angezeigt ist, regelmäßig EKG-Kontrollen durchzuführen. Nach aktueller Studienlage weisen Antipsychotika der 2. Generation als Gesamtgruppe keine diesbezüglichen Vorteile gegenüber Antipsychotika der 1. Generation auf. Es scheint eher der Fall zu sein, dass durch die tendenziell ungünstigen Nebenwirkungen auf den Stoffwechsel das Langzeit-Risiko für eine Herzerkrankung unter Antipsychotika der 2. Generation erhöht ist.

Weitere seltene Arzneimittelnebenwirkungen sind Veränderungen des Blutbildes, der Verdauungs- und der Ausscheidungsorgane. Allergische Reaktionen werden ebenfalls beschrieben. Bei Clozapin (Leponex) sind wegen des Risikos einer Störung des weißen Blutbildes bis zur 18. Woche nach Therapiebeginn wöchentliche und danach monatliche Blutbildkontrollen angezeigt. Clozapin (Leponex) sollte deshalb nicht als Mittel der ersten Wahl Anwendung finden. Bei ungünstig verlaufenden Schizophrenien ist Clozapin (Leponex) aber vielfach die beste Alternative.

Bei den genannten Arzneimittelnebenwirkungen handelt es sich um mögliche, keinesfalls um regelmäßig auftretende Begleiterscheinungen. Die Kenntnis der Arzneimittelnebenwirkungen ist aber nicht nur für den Arzt, sondern auch für den Patienten und die Angehörigen wichtig, denn diese unbeabsichtigten Wirkungen können u. a. auf zu hoch dosierte Antipsychotika hinweisen und die für den Einzelnen optimale Medikamentenwahl erleichtern.

> **Eine Gewöhnung an Antipsychotika im Sinne einer Abhängigkeit oder Sucht ist nicht bekannt.**

Vor allem Antipsychotika der 1. Generation können das „Belohnungssystem" unseres Gehirns dämpfen, also gleichsam die umgekehrte Wirkung von euphorisierenden Mitteln wie Drogen oder Alkohol haben. Dieser Effekt dürfte vor allem dazu beitragen, dass Antipsychotika von vielen Patienten besonders ungern genommen werden, selbst wenn sie Ängste beseitigen oder das Denken ordnen. Allerdings ist eine Verstärkung der Wirkung von Alkohol zu beachten, die jedoch nicht so stark ist, dass Alkoholgenuss (1 Glas Wein zum Essen oder 1 Bier) von mit Antipsychotika behandelten Menschen grundsätzlich vermieden werden muss. Die Beeinträchtigung der **Verkehrstüchtigkeit** hängt vom Ausmaß der Dämpfung ab, die Antipsychotika hervorrufen. Wie bei ganz gesunden Menschen sollte besonders auf Ermüdung, die die Gefahr des Einschlafens mit sich bringt, geachtet werden.

Bei **schwangeren und stillenden Frauen** ist für die Behandlung mit Antipsychotika generell Vorsicht geboten. Wie ganz allgemein, so gilt auch hier, dass diese Frage mit dem behandelnden Arzt besprochen werden sollte.

Wegen der notwendigen Kontrolluntersuchungen sollte auch die Langzeitbehandlung mit Antipsychotika nur im Rahmen einer ärztlichen Behandlung erfolgen.

5.1.3 Praktische Anwendung der Antipsychotika

Dosierung und Einnahme

Die Einnahme eines Antipsychotikums kann in Form von Tropfen, Tabletten, auch schnell schmelzenden Tabletten, erfolgen. Alle Antipsychotika – außer den sog. Retardpräparaten – werden schnell absorbiert und damit wirksam. Meist genügt eine zweimalige Einnahme pro Tag, in gewissen Fällen sogar nur eine abendliche Einnahme. Der Abbau dieser Medikamente erfolgt hauptsächlich in der Leber, die Ausscheidung vorwiegend über die Nieren. Die Dosierung dieser Medikamente verordnet der Arzt nach dem Krankheitszustand, aber auch nach ihrer Verträglichkeit. Außer in Notsituationen kann die Dosis langsam gesteigert werden, so dass weniger Arzneimittelnebenwirkungen auftreten oder diese im Falle ihres Auftretens durch Dosisreduktion (bzw. Gegenmittel) wieder vermindert bzw. vermieden werden können.

Optimale Einstellung

Um eine optimale Einstellung dieser Medikamente zu finden, ist eine gute Absprache zwischen Arzt und Patienten besonders hilfreich. Viele Schizophreniekranke haben, wie andere Patienten, anfänglich einen Widerwillen gegen eine medikamentöse Therapie oder sie beurteilen sie als unnötig. Trotzdem gelingt es meist durch geduldiges Erklären, manchmal verbunden mit einer klaren und festen Haltung, die Patienten von der Notwendigkeit der Behandlung zu überzeugen. Die Einbeziehung von Angehörigen kann manchmal bei verunsicherten und misstrauischen Patienten hilfreich sein. Stets sollte eine versteckte Gabe von Antipsychotika (beispielsweise geschmackloser Stoffe in Suppen oder Milch) vermieden werden. Ein solches Vorgehen führt gewöhnlich zum Vertrauensbruch und gefährdet längerfristig die medikamentöse Therapie. In Notsituationen ist eine offene Konfrontation mit dem Patienten einer gewaltlosen, aber verheimlichten Verabreichung des Mittels unbedingt vorzuziehen.

Der Umgang mit Antipsychotika setzt auf Seiten des Arztes nicht nur pharmakologische Kenntnisse, sondern ebenso psychologisches Geschick und vor allem große Erfahrung voraus. In der akuten Behandlungssituation entscheidet sich oft, wie sich der Patient zur zukünftigen ärztlichen Behandlung stellt.

Im günstigen Fall führt die Zusammenarbeit zwischen Arzt und Patient dazu, dass der Patient selber mit den Medikamenten – innerhalb eines gewissen Spielraums – umzugehen lernt.

Eine moderne medikamentöse Therapie der schizophrenen Erkrankung sollte sich immer an der Situation und an der Problematik der Betroffenen orientieren und durch psychotherapeutische sowie soziotherapeutische Ansätze ergänzt werden. Ein früher gehegtes Vorurteil, dass Antipsychotika die Symptomatik und die Denkleistung von Schizophreniekranken längerfristig verschlechtern würden, muss nach heutigem Wissensstand als irrig beurteilt werden.

Im akuten Stadium der schizophrenen Erkrankung, in dem Halluzination und Wahn vorherrschen, sollte eine antipsychotische Medikation so rasch wie möglich eingeleitet werden. Gerade bei ersterkrankten Patienten kommen vor allem Antipsychotika der 2. Generation zur Anwendung. Die Wirkung setzt meist nach einigen Tagen ein, wobei psychotische Symptome besser ansprechen als negative Symptome (◘ Abb. 5.1).

Rückfallrisiko

Ist die akute Krise innerhalb einiger Wochen oder seltener Monate überwunden, so stellt sich die Frage einer prophylaktischen Behandlung mit Antipsychotika. Allgemein wird heute empfohlen, die medikamentöse Prophylaxe bei allen Schizophreniekranken durchzuführen, selbst wenn einige Patienten auch ohne Antipsychotika keine

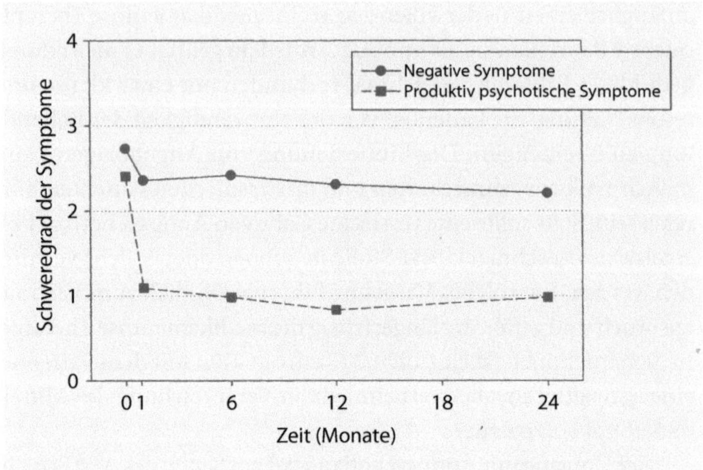

Abb. 5.1 Der Verlauf der Symptome im Längsschnitt bei Patienten (n=32) mit erstmaliger Manifestation einer Schizophrenie (Schüpbach et al. 2004). Die produktiv psychotischen Symptome reduzieren sich nach einem Monat mit antipsychotischer Medikation stärker als die Negativsymptome

Rückfälle erleiden und einige andere trotz der medikamentösen Prophylaxe von Rückfällen betroffen werden (vgl. Einleitung ▶ Kap. 5). Es gibt aber bisher kein sicheres Kriterium, wonach Patienten mit hohem und Patienten mit niedrigem Rückfallrisiko zu unterscheiden wären. Immerhin 60% der erstmals an Schizophrenie erkrankten Menschen erleiden ohne Schutz innerhalb des nächsten Jahres wieder ein psychotisches Rezidiv. Deshalb empfehlen viele Spezialisten bei allen erstmals erkrankten Patienten eine Antipsychotikaprophylaxe über mindestens ein Jahr (außer bei ganz mild verlaufenden und kurzen Psychosen). Bei Patienten, die bereits mehrere Erkrankungsphasen durchgemacht haben, ist es ratsam, die Zeit der medikamentösen Prophylaxe entsprechend zu verlängern (gemäß Empfehlung einer internationalen Konferenz von Experten: über mindestens 5 Jahre).

In der Regel kann aber die Medikamentendosis zu prophylaktischen Zwecken deutlich gesenkt werden.

Besonders bei kooperativen Patienten ist es oft möglich, eine sehr kleine und für den Patienten kaum spürbare Dosis zu wählen, insbesondere wenn es gelingt, mit ihm – und evtl. auch seinen Angehörigen – eine Abmachung zu treffen, dass er auf Frühwarnsymptome (z. B. Schlaflosigkeit, gesteigerte Unruhe), die eine neue Krise anzeigen, achten soll. In solchen Fällen wird erst bei Auftreten dieser Warnzeichen die sonst sehr niedrige, prophylaktisch eingesetzte Antipsychotikadosis wieder erhöht.

Depotspritze

Außer in Tropfen- oder Tablettenform können Antipsychotika auch in Depotspritzen verabreicht werden. Im Gegensatz zu Spritzen, die in Notsituationen verabreicht werden, haben diese für die Langzeitbehandlung entwickelten Präparate eine Wirkungsdauer von 1–4 Wochen. Sie werden in den Muskel (Gesäß- oder Schultermuskel) gespritzt und haben den Vorteil, dass sich der Patient für einige Zeit nicht selbst um die Einnahme von Medikamenten kümmern muss, der Blutspiegel des Medikamentes konstanter gehalten und die Dosis insgesamt etwas niedriger gewählt werden kann als bei Einnahme der gleichen Medikamente in Tabletten- oder Tropfenform. Manche Schizophreniekranke ziehen es aber vor, ihre Medikamente selber einzunehmen und sie so über den Tag zu verteilen, dass sie hauptsächlich nachts Ruhe finden und vielleicht tagsüber einen schwächeren Effekt verspüren.

5.1.4 Einsatz anderer Medikamente

Antidepressiva

Bei schweren depressiven Verstimmungen oder starker Antriebsschwäche während oder nach einer schizophrenen Episode kann es sinnvoll sein, zusätzlich zum Antipsychotikum ein antidepressiv wirksames Medikament zu verschreiben. Diese antidepressiven Medikamente wirken stimmungsaufhellend und je nach Präparat antriebssteigernd. Schlafmittel und schwache Beruhigungsmittel, sog. Tranquilizer, können weiter zur Beruhigung in der Nacht beitragen. Bei ausgeprägter ängstlicher Unruhe können Tranquilizer auch tagsüber zur Anwendung kommen. Doch sollten sie wegen Abhängigkeitsgefahr nur begrenzte Zeit eingenommen werden. In bestimmten Fällen – wenn zusätzlich noch Depressionen oder Manien auftreten (Angetriebenheit) – können Lithium und andere stimmungsregulierende Medikamente einen sehr günstigen prophylaktischen Effekt haben.

Es ist nicht unbedingt das Ziel einer medikamentösen Behandlung, alle Symptome zu beseitigen; vielmehr sollen Voraussetzungen geschaffen werden, mit der krankheitsbedingten Problematik besser umzugehen.

5.2 Psychotherapie

Grundsätzlich werden mit dem Begriff Psychotherapie Behandlungsformen bezeichnet, in denen psychologische Mittel angewendet werden. Bei Schizophreniekranken steht das beratende und stützende Gespräch sowie die Vermittlung günstiger Umgangsformen mit Krankheitssymptomen im Vordergrund.

> **Im Mittelpunkt aller psychotherapeutischen Bemühungen steht die Förderung der gesunden Anteile, die immer auch vorhanden sind, aber in psychotischen Zuständen oft verdeckt erscheinen.**

Inhaltlich spannt sich ein Bogen von analytischen und systemischen Ansätzen bis zu verhaltenstherapeutischen Interventionen. Die psychotherapeutischen Behandlungsmöglichkeiten werden leider – selbst von Medizinern – immer noch unterschätzt. Es stehen heute eine Reihe psychotherapeutischer Vorgehensweisen zur Verfügung, deren Wirkung empirisch überprüft sind. Sie haben zum Teil ähnlich große Wirkeffekte wie biologische Methoden. Meist benötigen Schizophreniekranke eine Kombination verschiedenartiger Hilfestellungen, wobei sich psychotherapeutische, psychosoziale und medikamentöse Behandlungsweisen in der Regel ergänzen.

Problematik unklarer Mitteilungen

Diese Aussage ist nicht gleichzusetzen mit der Annahme „Je mehr, umso besser". Denn gerade bei der Behandlung von Schizophreniekranken muss sich der Therapeut bewusst sein, dass die Fähigkeit zur Informationsaufnahme bei den zu behandelnden Personen oft herabgesetzt ist und die Gefahr besteht, dass unklare Mitteilungen oder emotionale Spannungen zu einer Überreizung der Schizophreniekranken führen. Diese Irritationsgefahr betroffener Kranken haben gerade psychotherapeutische Methoden besonders zu berücksichtigen.

An dieser Stelle möchten wir zu Vorsicht und Zurückhaltung raten bei Angeboten, in denen vielversprechend mit einer Lösung schizophrenieverursachender Konflikte gelockt wird und nicht die psychotherapeutische Unterstützung bei der Lösung persönlicher (auch durch die Psychose mitbedingter) Probleme im Vordergrund steht.

> **Bei der Behandlung schizophrener Störungen ist die Erfahrung des Psychotherapeuten im Umgang mit Psychosen unerlässlich, da Psychotherapie eine differenzierte Behandlungsmethode ist und deshalb auch hier Nebenwirkungen auftreten können.**

5.2.1 Warum kann psychotherapeutische Behandlung sinnvoll und wichtig sein?

Die Probleme von Schizophreniekranken unterscheiden sich von Alltagsproblemen gesunder Menschen. Im Normalfall können wir ein auftretendes Problem einordnen, z. B. erkennen, was uns in einer Situation Angst macht.

Wir können etwa auf Erfahrungen zurückgreifen, die wir früher gemacht haben, und uns an ihnen orientieren. Das hilft uns, Angst zu bewältigen.

Wer aber zum ersten Mal in seinem Leben psychotisch wird und die Welt um sich herum „ver-rückt" erlebt, kann nicht auf frühere Erfahrungen zurückgreifen, die ihm in diesem Sinne helfen könnten.

Überforderung

Das macht verständlich, dass der Betroffene von einer solchen Erfahrung meist überfordert wird und es ihm schwerfällt, auch nach Abklingen einer Psychose sich wieder „wie selbstverständlich" in seiner Umgebung zu bewegen. Es wird nachvollziehbar, dass viele Betroffene das Erlebte am liebsten ungeschehen machen oder sich zurückziehen, um nicht darüber reden zu müssen.

Die menschliche Fähigkeit, unangenehme oder unerträgliche Erlebnisse beiseitezuschieben, kann verstanden werden als Versuch, sich vor seelischer Überlastung zu schützen. Eine solche Reaktionsweise ist gerade bei Menschen mit erhöhter Verletzlichkeit gut verständlich. Was im Moment zu viel erscheint, wird zu „umgehen" versucht. Damit wird eine vorübergehende Entlastung und eine momentane Wiederherstellung des seelischen Gleichgewichts erreicht. Doch kann diese verständliche Reaktionsweise auch ungünstige Folgen haben. Vor allem wird dadurch die Reintegration ins Alltags- und Berufsleben erschwert. Dazu können auch psychotische Restsymptome der Erkrankung beitragen oder Erschöpfungsgefühle bzw. eine Phase der Apathie mit kognitiven Defiziten, die häufig auf eine erregte Akutphase folgen. Umso wichtiger ist – über die akute Krise hinaus – eine verständige und kompetente Begleitung von Schizophreniekranken, die sich keineswegs auf biologische Aspekte beschränken darf.

Schutzraum

Eine psychotische Erkrankung bedeutet meist einen Einbruch des Selbstwertgefühls und geht mit einer schweren Identitätskrise einher. Eine psychotherapeutische Behandlung bietet einen geschützten Raum, in dem der Betroffene nach und nach ausdrücken kann, was ihn beschäftigt, bedrängt, ängstigt oder bekümmert. Das gilt vor allem für nachpsychotische Zeiten, in denen die Betroffenen sich nach einer Psychose im Leben wieder neu einrichten müssen.

Mit Hilfe einer Psychotherapie können Schizophreniekranke wieder an Vertrauen gewinnen, und günstigenfalls auch Erfahrung sammeln, wie sie sich besser vor neuen psychotischen Krisen schützen können. Sie können herausarbeiten, was ihnen eher hilft und was sie eher belastet.

5.2.2 Was geschieht in einer psychotherapeutischen Behandlung?

Psychotherapeutische Behandlung bietet zunächst einen Schutz- und Schonraum an, in dem einem Therapeuten schrittweise mitgeteilt werden kann, was außerhalb dieses Schonraums so schwer auszudrücken ist. Eine solche helfende Beziehung braucht aber Zeit. Sie basiert auf kleinen Schritten der Vertrauensentwicklung. Allmählich entfaltet sich dann zwischen Patient und Therapeut eine gemeinsame Suche danach, wie mit dem Geschehenen umgegangen werden kann. Dabei wird das Schritttempo und die Richtung von beiden – überwiegend aber vom Patienten – bestimmt. So kann es im günstigsten Fall zu einer tatsächlichen Bewältigung einer äußerst belastenden Lebenssituation kommen.

Besonders wichtig sind auf der Therapeutenseite: Verlässlichkeit, Klarheit der Äußerungen und das Vermeiden von Widersprüchlichkeiten. Schweigsames, abstinentes Verhalten kann verunsichern und wahnhafte Tendenzen fördern.

5.2.3 Welche psychotherapeutischen Behandlungsmöglichkeiten gibt es?

Zunächst ist zu unterscheiden zwischen Psychotherapien, die krankheitsspezifische Störungen (z. B. Denkstörungen oder Stimmenhören) behandeln und Psychotherapien, die typische Folgeprobleme von schizophrenen Erkrankungen (z. B. berufliche und familiäre Probleme oder Stigmatisierungsfolgen) zu mildern suchen.

Therapieprogramme

Für die Behandlung der krankheitsbedingt beeinträchtigten Informationsverarbeitung bzw. kognitiven Leistung stehen überprüfte Therapieprogramme zur Verfügung. Einzelne Angebote wie „Cog pack“ und „Cog lab“ sind als Computerprogramme erhältlich. Verbreitet ist auch das „integrierte psychologische Therapieprogramm“ von Roder und Brenner (1992), das die Differenzierungsfähigkeit, die soziale Wahrnehmung und die sozialen Fertigkeiten zu verbessern sucht. Darüber hinaus bestehen kognitiv-verhaltenstherapeutische Ansätze, isolierte Symptome – wie Wahngedanken oder Stimmenhören – durch sokratisches Hinterfragen und andere Techniken zu bessern.

Die aktuelle Leitlinie Schizophrenie mit der besten internationalen Akzeptanz, nämlich diejenige des britischen „Nationalen Institutes für Gesundheit und klinische Exzellenz (NICE)“, empfiehlt die Einführung von kognitiver Verhaltenstherapie und von Familieninterventionen in die Routineversorgung für alle Schizophreniekranken. Die Leitlinien der Deutschen Gesellschaft für Psychiatrie gehen nicht ganz so weit, tendieren aber in die gleiche Richtung. Sie formulieren als Ziel der kognitiven Psychotherapie bei Schizophreniekranken:

- das Ausmaß der psychotischen Positivsymptomatik (v. a. Wahn und Halluzinationen) zu reduzieren und die Flexibilität der Denkprozesse zu fördern
- das Leiden an und die Behinderung durch psychotische Positivsymptome zu lindern, um eine bessere soziale Anpassung zu erreichen
- emotionale Störungen wie Depression, Angst und Hoffnungslosigkeit zu reduzieren
- ein Verständnis von Psychose aufzubauen, das die aktive Teilnahme des Patienten darin fördert, sein Rückfallrisiko und seinen Grad an sozialen Behinderungen zu reduzieren.

Krankheitsbewältigung

Eher pädagogische bzw. psychoedukative Mittel werden eingesetzt, um die Krankheitsbewältigung zu unterstützen und zur Vermeidung weiterer Episoden beizutragen. Da bei der Auslösung psychotischer Episoden emotionale Belastungen eine wesentliche Rolle spielen, werden gezielte Hilfen zur Stressvermeidung bzw. Stressbewältigung angeboten. Eine Möglichkeit besteht darin, mit Schizophreniekranken herauszuarbeiten, welche Umweltsituationen für sie besonders belastend sind. Die Betroffenen können dann versuchen, diese Situationen zu meiden oder den Umgang mit solchen Situationen im Rollenspiel zu üben. Bei diesem Ansatz kommen auch Entspannungsverfahren zum Einsatz.

Rückfallprophylaxe

Die individuelle Psychotherapie nach Hogarty (1996) versucht zur Rückfallprophylaxe beizutragen, indem Schizophreniekranke angeleitet werden, auf emotionale Reaktionen zu achten und starke unangenehme Gefühle als „Hinweisreize" (für einen besonders achtsamen Umgang mit der entsprechenden Situation) zu verstehen. Schon in den 1980er Jahren haben Herz (1980) und Libermann (1985) Therapieprogramme entwickelt, die den Einbezug von Frühwarnsymptomen wie Schlaflosigkeit, innere Spannung etc. berücksichtigen.

In noch grundsätzlicherer Weise suchen psychodynamische bzw. psychoanalytische Therapieansätze die schizophrene Erkrankung zu verstehen und anzugehen. Dieser Ansatz ist aber sehr herausfordernd und setzt grundlegende psychodynamische Kenntnisse und spezielle Erfahrungen mit Schizophreniekranken und ihren Besonderheiten voraus. Denn Schizophreniekranke lassen sich nicht nur auf innerseelische Konflikte und gewöhnliche Abwehrformen (wie die Projektion) zurückführen, sondern sind durch eine Interaktion von kognitiven Einschränkungen und protektiven Abwehrvorgängen charakterisiert. Dadurch ergeben sich besondere Problemfelder, die es z. B. nicht erlauben, in der Therapie wie bei neurotischen Störungen vorzugehen. Nach P. Hartwich, der in dieser Therapieform besonders erfahren ist, gilt es mitunter Abwehrvorgänge zu stützen oder erst aufzubauen, statt sie wie gewohnt in Frage zu stellen.

Die Psychotherapie von Schizophreniekranken unterscheidet sich auch je nach Krankheits- und Behandlungsphase. Deshalb gilt es neben verschiedenen Psychotherapieformen auch zwischen Psychotherapien in stationären, teilstationären und ambulanten Rahmen zu unterscheiden. Denn das Umfeld der Behandlung beeinflusst die Auswirkung der einzelnen Therapieverfahren.

Stationär In zunehmendem Maße werden in psychiatrischen Kliniken auch und besonders für schizophrene Patienten psychotherapeutische Behandlungsmöglichkeiten im weitesten Sinne angeboten. Diese Angebote sind unterschiedlich ausgerichtet. Einige Kliniken verfügen über Spezialangebote, an denen ein kognitives Training, d. h. eine Schulung der Denk- und Gedächtnisleistung, durchgeführt werden kann.

Soteria-Konzept

Noch wenig verbreitet sind intensive Betreuungsangebote für Akutkranke in einem „weichen Zimmer" – analog dem Soteria-Konzept. Dieses Angebot versucht, psychotische Krisen durch wohlwollende, anhaltende Präsenz eines in seiner Rolle klar definierten Therapeuten durchstehen zu helfen.

Bei allen psychotherapeutischen Angeboten geht es darum, dem Patienten sowohl Mitteilungs- und Entwicklungsmöglichkeiten anzubieten als auch Schonräume bereitzuhalten.

Beispiel

Das kann in Form von Einzelsitzungen und/oder Gruppensitzungen geschehen, die sprachliche, künstlerische oder körperliche Elemente betonen. Daneben gibt es Angebote, die das Üben von sozialen Fertigkeiten in das Zentrum rücken, sowie spezielle Trainingsprogramme, die vor allem die Wahrnehmungs- und Konzentrationsfähigkeit im Alltag fördern.

Wohlwollende Unterstützung

Selbstverständlich sollten aber bei der Zusammenstellung eines **Behandlungsplans** die jeweiligen Wünsche, Neigungen und momentanen Fähigkeiten des Patienten berücksichtigt und von allen Beteiligten gemeinsam erarbeitet werden. Damit wird ein größtmögliches Maß an Unterstützung für den Patienten erreicht, der wegen seiner Verletzlichkeit Enttäuschungen besonders schlecht verträgt und ein äußerst feines Gespür für Kränkungen hat.

Wichtig ist auch die Art und Weise, wie die Angehörigen in die Behandlung miteinbezogen werden, damit sich ein „wohlwollendes Klima" entwickeln kann, das für den Schizophreniekranken so wichtig ist und das es erlaubt, wirkliche Hilfe statt Schuldzuweisungen in den Mittelpunkt zu stellen.

Erfahrungsgemäß kommt es nämlich gerade angesichts von psychotischen Krisen leicht zu strikt aufgeteilten Ansichten wie: „Die Patienten werden krank gemacht von ihrer Familie" oder „Die Patienten werden krank gemacht von den Fachleuten". Diese Polarisierung kann man zwar verstehen als spannungsbedingte Kontaktunterbrechung aller Beteiligten untereinander, aber sie treibt den Patienten weiter in seine Isolation hinein, weil es ihn in einem spannungsgeladenen Beziehungsfeld hängen lässt.

„Wohlwollendes Klima" soll aber nicht missverstanden werden, in dem Sinne, dass alle immer – scheinbar – einer Meinung sind. Sonst droht ein „Schonraum" zur „Nebelkammer" zu werden, in der sich keiner der Beteiligten wohlfühlen kann.

Teilstationär In den letzten Jahren sind mancherorts sog. Akuttageskliniken für Schizophreniekranke geschaffen worden. Ziel dieser psycho- und milieutherapeutischen Einrichtungen ist es, sozial integrierte Schizophreniekranke, die infolge einer psychotischen Episode eine intensivere Therapie benötigen, tagsüber in einem tragenden Milieu mit Hilfe von Medikamenten und Psychotherapie so zu behandeln, dass sie keine Vollhospitalisation benötigen.

Ambulant Während im Rahmen eines stationären (und teilstationären) Aufenthalts verschiedene psychotherapeutische Behandlungsmöglichkeiten von Klinikseite an den Patienten herangetragen werden, setzt die Suche nach ambulanten Behandlungsmöglichkeiten mehr Eigeninitiative voraus: Der Betroffene sollte aber bei der Suche nach einem geeigneten Therapieplatz unterstützt werden, umso mehr als solche Therapieplätze noch zu wenig angeboten und deshalb schwierig zu finden sind.

Entlassung aus der Klinik bedeutet häufig ein Mehr an Belastung für die Betroffenen, bei aller Freude über den Fortschritt.

Nachbehandlung

Deshalb wird eine kontinuierliche Weiterbehandlung beim vertrauten Kliniktherapeuten, sofern dies möglich ist, häufig als Entlastung erlebt. Ist ein Therapeutenwechsel nötig, so erleichtert eine gute Vorbereitung dem Patienten die Trennung von dem einen und den Beginn bei dem anderen Therapeuten. Nur eine solche Lösung bietet Zeit und Raum, sich von dem Vertrauten zu verabschieden, Vertrauen mitnehmen zu können und entsprechendes Vertrauen dem Neuen entgegenzubringen.

Eine Zusammenarbeit zwischen Klinik- und ambulanten Therapeuten ist gerade für einen Schizophreniekranken sehr wichtig.

Es empfiehlt sich daher, möglichst noch in der Klinik nach entsprechenden Therapeuten zu fragen. Meist handelt es sich um Psychiater mit psychotherapeutischer Zusatzausbildung, seltener um klinisch erfahrene Psychologen mit entsprechender Ausbildung, die mit einem psychiatrischen Facharzt zusammenarbeiten.

5.2.4 Was ist bei der Suche nach einem ambulanten Psychotherapieplatz wichtig?

Der Therapeut muss, wenn es um die psychotherapeutische Begleitung eines Menschen geht, der schizophrene Episoden durchgemacht hat, Erfahrung im Umgang und in der Behandlung dieser Störungen haben. Denn Schizophreniekranke stellen – wie ausgeführt – besondere Anforderungen an einen Therapeuten.

Wahl des Therapeuten

Vor dem eigentlichen Beginn einer Psychotherapie finden üblicherweise Vorgespräche zwischen Patient und Therapeut statt, in denen alle wichtigen inhaltlichen und formalen Fragen zur Behandlung zunächst in Ruhe geklärt werden sollten. Gegebenenfalls können auch nahe Bezugspersonen mit hinzugezogen werden.

Da eine psychotherapeutische Behandlung bei Personen, die psychotische Krisen durchgemacht haben, mehrere Jahre lang dauern kann, sollten sowohl die persönlichen als auch die Rahmenbedingungen dafür möglichst optimal – d. h. für alle Beteiligten auf längere Sicht einhaltbar – sein. Nur so können die Voraussetzungen für einen wirklich geschützten Raum geschaffen werden, in dem „Ordnen" und „Wachsen" möglich sind.

Eine psychotherapeutische Behandlung sollte jeweils auf die individuellen Bedürfnisse abgestimmt sein. Für jeden der Betroffenen ist es daher wichtig zu klären, was er sich erhofft, wünscht oder auch befürchtet. Darüber hinaus sollten Überlegungen berücksichtigt werden, wie:

- Wie häufig werden die Sitzungen sein?
- Wie viel Zeit steht dann jeweils zur Verfügung?
- Was ist nötig, damit die Krankenkasse die Behandlung übernimmt?

Außerdem ist es gerade bei der Behandlung von Schizophreniekranken ratsam, auch folgende Fragen während der Vorgespräche zu besprechen:

- Was könnte unternommen werden, wenn sich die Befindlichkeit des Patienten verschlechtern sollte oder eine psychotische Krise auftritt?
- Wer verschreibt u. U. Medikamente usw.?

Manchmal stellt sich im Vorgespräch auch heraus, dass der Patient bzw. die Patientin einen Therapeuten bzw. eine Therapeutin vorzieht. Auch das kann vor der eigentlichen Psychotherapie angesprochen werden. Vorgespräche bieten immer auch die Möglichkeit zum „Probefühlen".

Stets kann und sollte der Patient darauf achten, ob der Therapeut ihm „guttut", ob er sich von ihm verstanden und so, wie er gerade ist, angenommen fühlt. Denn über den Nutzen einer psychotherapeutischen Behandlung entscheidet vor allem die menschliche Begegnung, der eigentliche Kontakt zwischen den Beteiligten.

Fühlt sich der Patient nicht angenommen und nicht gut aufgehoben, so kann das in einer Aussprache geklärt werden, d. h. es geht danach entweder besser oder man begibt sich nochmals auf die Suche nach einem anderen Therapeuten. Jeder erfahrene Therapeut wird diesen Wunsch akzeptieren und unterstützen.

Anders kann die Situation während einer laufenden Behandlung sein. Wenn hier Spannungen entstehen, sollten sie grundsätzlich zwischen den Beteiligten geklärt werden. Sie entstehen meist dann, wenn an heiklen Themen gearbeitet wird. Demzufolge würde ein Therapeutenwechsel das Auffinden von Problemlösungsmöglichkeiten eher verzögern. Das gilt für alle psychotherapeutischen Richtungen.

5.2.5 Was geschieht in einer Familientherapie?

Belastende Schuldzuweisung

Hypothesen wie z. B. die der „Schizophrenie verursachenden Familie" (vor allem auf die Mutter bezogen) haben das Verhältnis zwischen Eltern von schizophren Erkrankten und Therapeuten sehr belastet. Als Reaktion darauf haben sich beispielsweise amerikanische Angehörigenorganisationen von Schizophreniekranken gegen diese darin enthaltene Schuldzuweisung gewehrt, indem sie ihrerseits gegen Familientherapie als psychotherapeutische Behandlungsmethode Vorbehalte geäußert haben.

> **Leider verbindet sich mit dem Begriff Familientherapie heute noch oft die Vorstellung von Schuldzuweisung an die Eltern, anstatt von einem Angebot, den Patienten nicht nur als Einzelperson, sondern als „Mitmensch" – in unmittelbarer Beziehung zu den übrigen Familienmitgliedern – zu verstehen.**

Angehörige sind Mitbetroffene. Gleichzeitig sind sie langfristig meist die wichtigste Quelle der Unterstützung für Schizophreniekranke. Es gibt verschiedene Möglichkeiten, Angehörige in die Therapie einzubeziehen. Immer geht es aber darum, die Familie zu unterstützen und einen für sie gangbaren und für den Patienten möglichst günstigen Umgang untereinander und mit dem Patienten zu finden. Daher werden in familientherapeutischen Sitzungen Themen aufgegriffen, die für die einzelnen Familienmitglieder jeweils wichtig sind. Auch hier wird es mehr von der Verständigung und dem Kontakt der Beteiligten als von der Methode abhängen, wie gewinnbringend familientherapeutische Sitzungen erlebt werden. Natürlich setzt Familienarbeit das Einverständnis der betroffenen Kranken voraus. Der Einbezug der nächsten Angehörigen ist aber besonders wichtig für die Langzeitprognose von Schizophreniekranken. Deshalb wird die therapeutische Zusammenarbeit mit Familien im ► Abschn. 5.3 (Rehabilitation) noch weiter ausgeführt.

■ Alternative Hilfestellungen

Seit über einem Jahrzehnt haben viele Betroffene hilfreiche Erfahrungen mit Psychoseseminaren gemacht. Dabei geht es um einen möglichst offenen Austausch von Psychoseerfahrenen, Angehörigen und Fachpersonen – deshalb auch Trialog genannt. Ein wichtiges Element dieser Psychoseseminare ist die Überwindung der Sprachlosigkeit und das Erleben von Partnerschaft – trotz bestehender Grenzen des Verstehens.

5.2.6 Was ist eine therapeutische Beziehung, was ist sie nicht?

Schonraum

In einer therapeutischen Beziehung, d. h. einer Beziehung zwischen dem Patienten und seinem Therapeuten, geht es um die Schaffung eines Schonraumes. Eine therapeutische Beziehung stellt daher immer einen begrenzten Raum dar, auch wenn sie oft über Jahre eine enge Verbindung bedeutet.

Ziel der therapeutischen Beziehung ist das gemeinsame Auffinden von Entwicklungsmöglichkeiten des Patienten, auch wenn manchmal lange und intensiv darum gerungen werden muss.

Andersherum bleibt eine therapeutische Beziehung aber immer auch ein Stück „Weißer Turm", der sich deutlich unterscheidet von anderen Beziehungen im menschlichen Miteinander. Die Behandlungsvereinbarungen einer psychotherapeutischen Behandlung sind ein Ausdruck dieser Begrenztheit, und nur die Einhaltung dieser Grenzen kann gewährleisten, dass wirklich die Arbeit an den Problemen des Patienten im Mittelpunkt bleibt.

Schizophrenien betreffen aber oft so vielseitige Aspekte der psychischen und körperlichen Befindlichkeit, dass sehr unterschiedliche Bereiche des Lebens in Mitleidenschaft gezogen sein können. Daher greift ein psychotherapeutischer Behandlungsraum allein meist zu kurz und soll durch zusätzliche praktische Unterstützungsangebote ergänzt werden. Diese sollen im Folgenden dargestellt werden.

5.3 Rehabilitation

Entlastung im Alltag

Nach einer akuten schizophrenen Krise treten nahezu regelhaft mehrmonatige Erschöpfungszustände auf, die eine vorübergehende Entlastung von Alltagsaufgaben erfordern. Wenn aber Rückzugsverhalten, Antriebsarmut und rasche Erschöpfbarkeit länger anhalten – wie es in erster Linie für lang dauernde Krankheitsverläufe gilt – sind besondere Anstrengungen vonnöten, um ein für die Betroffenen befriedigendes Leben im Alltag wieder aufzubauen.

Dabei gilt es, die persönliche Situation des Kranken zu berücksichtigen und einen jeweils angepassten Rahmen zu finden, der den Wünschen, Fähigkeiten und der Belastbarkeit aller Beteiligten möglichst gerecht wird.

Hierbei ist besonders darauf zu achten, dass der Kranke weder unter- noch überfordert wird. Denn je besser er sich in seiner Behinderung akzeptiert fühlt und je behutsamer er sich aus Angst und Handikaps herausarbeiten kann, desto weniger unnötige Schwierigkeiten und Abbrüche sind zu erwarten. Häufig ist eine stufenweise Förderung günstig, die den Betroffenen auch die nötigen Pausen ermöglicht und neu angepasste Wahlfreiheiten offen hält.

An dieser Stelle sei darauf hingewiesen, dass die Einstellung, die der Schizophreniekranke zu sich selbst einnimmt, auch von der Haltung seiner Familienmitglieder, Freunde, Kollegen und nicht zuletzt derjenigen seiner professionellen Helfer beeinflusst wird.

Nachfolgend sollen einige Möglichkeiten der praktischen Wiedereingliederung im Wohn-, Arbeits- und familiären Bereich dargestellt werden.

5.3.1 Wiedereingliederungshilfen im Wohnbereich

Psychiatrische Krankenhäuser Sie gewährleisten eine Betreuung „rund um die Uhr". Dabei sind die Möglichkeiten der Wiedereingliederung von den jeweiligen personellen und baulichen Verhältnissen abhängig. Besonders günstige Voraussetzungen bieten vielerorts Spezialabteilungen, in denen verschiedene Trainingsprogramme für den besseren Umgang mit den persönlichen Behinderungen angeboten werden.

Beispiel

So können beispielsweise die Kontaktaufnahme mit anderen Personen, das Mitteilen eigener Wünsche und der Umgang mit den Bedürfnissen Dritter geübt werden.
Vielerorts wird versucht, die Eigenverantwortung psychisch Kranker in einer tätigen Gemeinschaft von Betreuern und Kranken ins Zentrum zu rücken, indem jeder nach seinen Möglichkeiten Aufgaben und Pflichten übernimmt, wie z. B. Kochen, Einkaufen usw.

Kostendruck

Allerdings werden unter Kostendruck die Aufenthalte in einer psychiatrischen Klinik immer kürzer, sodass sich auch die Rehabilitation tendenziell in den teilstationären und ambulanten Bereich verschiebt.

Tageskliniken und -zentren Sie sind besonders für Patienten angezeigt, die bereits in der Lage sind, sich an einen bestimmten Tagesablauf zu halten und die ein tragfähiges Zuhause haben, wo sie über Nacht bleiben können. In Tageszentren halten sich Patienten nur morgens und/oder nachmittags auf, wobei verschiedene Aktivitäten (gemeinsames Kochen, Spielen, Werken etc.) möglich sind. Tageskliniken verfügen – ähnlich wie Krankenhäuser – über ein Team von Fachpersonal, meist Ärzten, Krankenpflegern, Ergotherapeuten und Sozialarbeitern. Hier können auch spezifische Therapien durchgeführt werden

Nachtkliniken Das sind Übergangseinrichtungen, die nur vom Abend bis zum Morgen wie Spitäler funktionieren, tagsüber aber keine Betreuungsmöglichkeiten bieten. Ihre Inanspruchnahme erscheint dann sinnvoll, wenn die Patienten zwar einer Arbeit nachgehen können, aber Gefahr laufen, sich ohne intensive Betreuung völlig von zwischenmenschlichen Beziehungen abzukapseln. Nachtkliniken bieten neben individuell eingerichteten Wohnräumen verschiedene Therapieformen an. Diese Kliniken können nur dann ihren Sinn voll erfüllen, wenn in der Zeit zwischen Arbeitsende und Nachtruhe tägliche Kontakte mit den Therapeuten und mindestens wöchentlich Gruppengespräche zwischen Patienten und Betreuern stattfinden.

Familienpflege und Gastfamilien für Akutkranke In der Familienpflege wird der Kranke gegen einen finanziellen Ausgleich von einer Familie aufgenommen. Diese traditionsreiche Betreuungsform scheitert heute vielfach an den Bedürfnissen und der Begrenztheit moderner Kleinfamilien.

Neuerdings werden in den USA – und seit 2004 auch in Zürich – psychotisch erkrankte Personen, die weder sich noch andere erheblich gefährden, in sorgfältig ausgewählten Gastfamilien intensiv betreut und ambulant oder von mobilen Equipen antipsychotisch behandelt. Diese noch zu selten angewandte Betreuungsform kann nachweislich Hospitalisationen von Akutkranken, die nicht hochsuizidal oder erregt sind, vermeiden. Sie wird von den betroffenen Kranken meist bevorzugt (Lötscher et al. 2012).

Geschützte Heime, Wohnheime Sie stellen psychisch Behinderten eine Unterkunft auf längere Sicht zur Verfügung. Sie schaffen für die Betroffenen Kontaktmöglichkeiten und machen zeitlich begrenzte Hilfsangebote. Vor allem tagsüber sind die Bewohner auf sich selbst angewiesen oder haben einer Tätigkeit (z. B. in einer geschützten Arbeitssituation) nachzugehen. Deshalb erscheint diese Wohnmöglichkeit in den Fällen geeignet, in denen die Bewohner ihre alltäglichen Angelegenheiten relativ selbstständig erledigen können. Diese Einrichtungen wirken unter anderem einer Vereinsamung entgegen und stellen eine wichtige Alternative zu Langzeitaufenthalten in Klinikabteilungen dar.

Betreute Wohngemeinschaften Sie bieten Patienten, die einerseits aus persönlichen Gründen nicht in ihrer Familie oder mit einem Partner wohnen können und andererseits den Alltag aber schon besser bewältigen können, häufig eine passende Wohnmöglichkeit und vorübergehende Lebensform. Von hier aus kann der Betroffene lernen, sich bei den Betreuern nur dann Unterstützung zu holen, wenn er sie braucht. Öfters ist die Zeit, in welcher ein Patient in einer betreuten Wohngemeinschaft lebt, begrenzt bis zu dem Zeitpunkt, an dem er sich zutraut, ganz „eigenständig" zu leben.

Allerdings gestaltet sich die Suche nach einer eigenen Wohnung, besonders in Zeiten einer angespannten Wohnungsmarktlage, oft

Gesellschaftliche Bedingungen

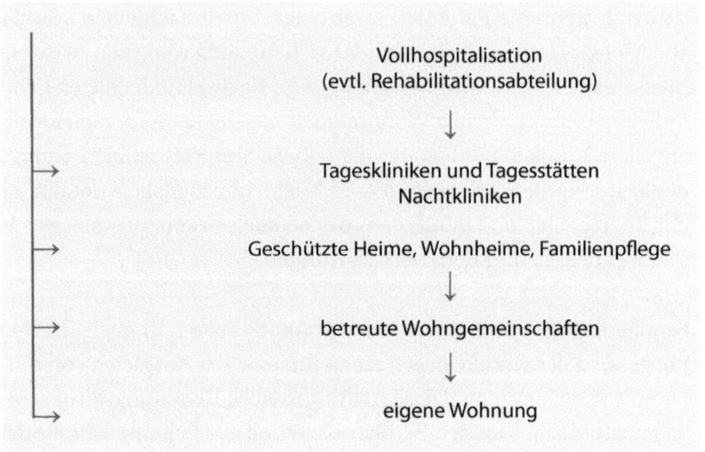

Abb. 5.2 Betreuungsstufen im Verlauf der Rehabilitation

äußerst schwierig und stellt für die Betroffenen eine zusätzliche Belastung dar. Dies macht einmal mehr deutlich, dass die Frage der Rehabilitation psychisch Kranker nicht nur von den Kranken selber beeinflusst wird, sondern auch von den gesellschaftlichen Bedingungen, die eine entsprechende Rehabilitation erleichtern oder erschweren können.

Die aufgeführten Eingliederungshilfen im Wohnbereich schließen sich nicht gegenseitig aus, sondern ergänzen einander. Im Verlaufe der Rehabilitation kann – wie in Abb. 5.2 dargestellt – ein Patient bei wachsender Selbstständigkeit von einer intensiveren Betreuungsstufe in eine Einrichtung mit geringerem Therapieangebot wechseln.

5.3.2 Wiedereingliederungshilfen im Arbeitsbereich

Klinikinterne Beschäftigungs- und Arbeitstherapie Psychiatrische Krankenhäuser verfügen meist (aber tendenziell abnehmend) über klinikinterne Beschäftigungs- und Arbeitstherapien, in denen Patienten einer Beschäftigung nachgehen können. Angeboten werden industrielle Serienarbeiten, aber auch differenziertere handwerkliche Produktionen und PC-Kurse. Hier können die Patienten ohne zusätzlichen wirtschaftlichen Konkurrenzdruck in einer geschützten Atmosphäre wieder tätig werden. Schwerer behinderte und rasch erschöpfbare Patienten ziehen nicht selten einfachere mechanische Arbeiten kreativen Tätigkeiten vor, weil diese weniger Spontaneität erfordern und leichter zu bewältigen sind.

Infolge kürzerer Hospitalisationszeiten haben sich viele stationäre Arbeits- und Beschäftigungstherapien darauf spezialisiert, die

Arbeits- und Leistungsfähigkeit von hospitalisierten Patienten abzuklären, um die Suche nach geeigneten Arbeits- und Beschäftigungsplätzen für die Zeit nach Klinikaustritt zu erleichtern.

Beschäftigungstherapie bedeutet nicht nur „Strukturierungshilfe" und Vermeidung von „Inaktivitätsschäden", sondern zeigt dem Patienten ganz konkret, „dass er etwas tun kann".

Geschützte Werkstätten Manchmal ist für Schizophreniekranke auch nach der Entlassung aus der Klinik eine Tätigkeit auf dem freien Arbeitsmarkt zu belastend. Sie können dann beispielsweise einen Platz in geschützten Werkstätten finden, in denen auch Förderungsprogramme angeboten werden, die Ausdauer und Belastbarkeit trainieren. Für einen Menschen mit schizophrenen Störungen stellt das regelmäßige Verlassen der Wohnung und das gleichmäßige Erbringen einer Arbeit unter Umständen schon eine Vielzahl von Einzelproblemen dar, die sich aus seinen krankheitsbedingten psychischen und körperlichen Befindlichkeiten ergeben können. Deshalb kann für den Betroffenen eine ihm angepasste Arbeitssituation in einer geschützten Werkstätte durchaus mehr persönliche Lebensqualität bedeuten als eine Arbeitssituation, die ihn immer wieder neu entmutigt und in seinem Selbstwertgefühl verletzt.

Geschützter Arbeitsplatz Zeigt sich, dass die Erkrankten stärkere Belastungen im beruflichen Bereich verkraften, so kann ein geschützter Arbeitsplatz eine Möglichkeit für sie sein, sich auf die Herausforderung einzulassen, ohne sofort und gleichzeitig dem zusätzlichen Konkurrenzdruck ausgesetzt zu sein. An einem geschützten Arbeitsplatz kann dann das Vertrauen in die eigenen Fähigkeiten wieder wachsen und können die persönlichen Vorstellungen nochmals überprüft werden.

Arbeitsstelle auf dem freien Arbeitsmarkt Häufig wird die Rückkehr an den alten Arbeitsplatz dadurch erleichtert, weil die Betroffenen eine ihnen vertraute Umgebung vorfinden, in der sie sich vor der Erkrankung schon „bewährt" haben. Hier kann ein der jeweiligen Belastbarkeit entsprechendes Vorgehen – beispielsweise eine vorübergehende Teilzeitarbeit – hilfreich sein.

Besonders junge Menschen, die psychotische Episoden erlebt, aber noch keine abgeschlossene Berufsausbildung haben, können auf diese Form der „Bewährung" nicht zurückgreifen und sind deshalb häufig besonders verunsichert hinsichtlich ihrer Berufswahl. Gerade hier kann eben das Herausfinden von persönlichen Neigungen

und Wünschen die richtige Richtung weisen; gerade hier muss der Seiltanz zwischen Überforderung und Unterforderung von allen Beteiligten mitgetragen werden, indem Unterstützung gegeben wird, wo sie nötig ist, und Autonomie sich entwickeln darf, wo sie möglich ist.

Berufliche Wiedereingliederung

Leider ist die Suche nach geeigneten Arbeitsplätzen für psychisch Kranke auf dem freien Arbeitsmarkt oft mühsam und besonders in Rezessionszeiten (mit großer Arbeitslosigkeit) bis zur Unmöglichkeit erschwert. Die berufliche Wiedereingliederung gelingt da leichter, wo Arbeitgeber, Patient und professionelle Helfer zur Zusammenarbeit bereit sind und sich verständigen können.

Die Chancen zur Wiedereingliederung werden insgesamt weniger von Krankheitsfaktoren als von der Wirtschaftslage und den jeweiligen Arbeitsangeboten bestimmt. Auch Schizophreniekranke, die weiterhin unter Stimmenhören leiden oder zu wahnhaften Wahrnehmungen neigen, können unter günstigen Arbeitsbedingungen ins Berufsleben zurückkehren, wenn es ihnen gelingt, ihre durch die schizophrene Erkrankung bedingten Symptome möglichst privat zu behandeln (d. h. zum Beispiel nicht während der Arbeit laut mit den Stimmen zu reden).

Dies kann im Rahmen der Wiedereingliederung ebenso geübt werden wie das Meistern von Situationen, die für schizophren Erkrankte häufig besonders schwierig sind (Vorstellungsgespräche, Kaffeepausenunterhaltungen mit Arbeitskollegen etc.).

Wichtige Faktoren bei der Arbeitsplatzsuche

Bei einer Arbeitsplatzsuche sollte vor allem auf folgende Punkte geachtet werden:

- Routinearbeiten sind für schizophrene Patienten oft leichter zu bewältigen als Aufgaben, die ständig eine Umstellung erfordern.
- In einer ruhigen Umgebung sind Schizophreniekranke zu größeren Leistungen fähig als in Unruhe und Lärm.
- Stress durch Akkordarbeit und Hektik – ohne Möglichkeit zu Arbeitspausen – stellt für schizophrene Menschen eine besondere Belastung dar.
- Bei Arbeitsplätzen an Maschinen ist unter Umständen auf das durch Medikamente eingeschränkte Reaktionsvermögen zu achten. Ein Gespräch des Arbeitsgebers mit dem Arzt kann jedoch viele unnötige Ängste beseitigen.

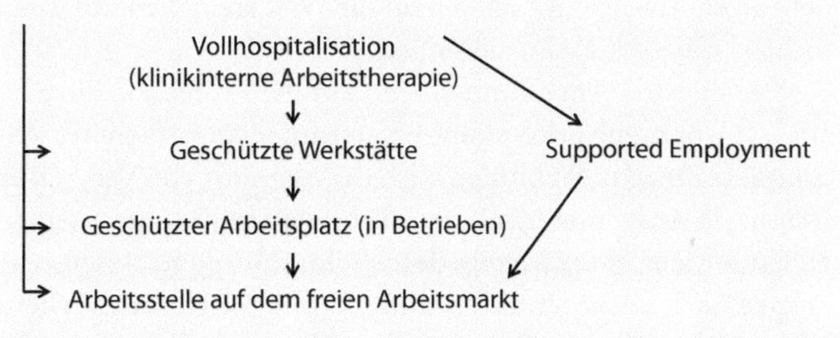

Abb. 5.3 Wiedereingliederungshilfen im Arbeitsbereich

Ziel der Rehabilitation

Auch die Wiedereingliederung im Arbeitsbereich macht häufig ein schrittweises und geduldiges Vorgehen nötig (Abb. 5.3). Nicht die völlige berufliche Wiedereingliederung ist das höchste Rehabilitationsziel, sondern eine für den jeweiligen Patienten angepasste Arbeitssituation. Eine neuere Form der Integration von Patienten mit Schizophrenien stellt das „Supported Employment" dar, welches zunächst in den USA zur Anwendung kam (Twamley et al. 2003). Damit ist einerseits die Unterstützung bei der Arbeitssuche im ersten Arbeitsmarkt gemeint, andererseits auch die langfristige Betreuung durch einen Job-Coach. Die Resultate dieses Ansatzes sind ermutigend, aber natürlich auch von der Wirtschaftssituation abhängig.

Ein gelungenes Beispiel für eine breit abgestützte nicht klinische Wiedereingliederungshilfe bietet der Weinsberger Hilfsverein in Deutschland im Land Baden-Württemberg an. Er zielt neben der Unterstützung nach einem Klinikaufenthalt auch auf die Vermittlung geeigneter Arbeitsstellen sowie die Stabilisierung von bestehenden Beschäftigungsverhältnissen. Es bestehen eine Reihe von zusätzlichen Angeboten zum Thema Wohnen, Freizeit etc. (Anschrift: ► Kap. 9).

5.3.3 Wiedereingliederungshilfen im familiären Bereich

Ein Großteil der psychotisch erkrankten schizophrenen Patienten kann nach einem Klinikaufenthalt wieder in die Familie zurückkehren. Leichtere Krankheitsrückfälle können evtl. im eigenen Zuhause – bei Eltern, Partnern oder Verwandten – aufgefangen werden. In solchen Fällen kommt der Hilfestellung durch Angehörige für die Patienten besondere Bedeutung zu. Aber auch wenn schizophren Erkrankte längerfristig in öffentlichen Einrichtungen (Kliniken und Heimen) betreut werden müssen, hat die Einstellung der Angehörigen zum Kranken für die Wiedereingliederung einen nicht zu unterschätzenden Einfluss.

Die meisten Angehörigen sind auf die Probleme, die durch eine schizophrene Erkrankung entstehen, nicht vorbereitet. Auch gelingt es ihnen nicht immer, nach der Methode von Versuch und Irrtum ein Auskommen mit noch behinderten Kranken zu finden. Es kann nicht überraschen, dass dadurch viele Schizophreniekranke nach und nach ihren Kontakt mit der Familie verlieren. Dieser Verlust ist aber durch fremde Hilfe selten vollwertig zu ersetzen. Angehörige kennen den Erkrankten aus guten und schlechten Zeiten und verfügen über Erfahrungen, die anders gar nicht zu gewinnen sind.

Wenn es gelingt, dieses Reservoir an familiären Kenntnissen und Möglichkeiten in den Therapieplan einzubringen, ist für den Kranken sehr viel gewonnen.

Familiäre Hilfestellung

Angehörige sind Experten eigener Art. Sie benötigen aber oft Beratung und Unterstützung, damit ihre Möglichkeiten der Hilfestellung nicht durch Isolation und Erschöpfung verloren gehen. Diese Unterstützung kann auf verschiedene Weise erfolgen, und zwar durch

- Beratungsgespräche bei den behandelnden Ärzten bzw. Betreuern,
- Informationskurse (oder „Workshops“),
- Angehörigengruppen,
- Familientherapie.

Ziel dieser verschiedenen Angebote ist die problemorientierte Unterstützung der Familie in der Auseinandersetzung mit der aufgetretenen Erkrankung. Dabei sind auch Hinweise für den Umgang mit schizophren erkrankten Menschen hilfreich, wie sie in diesem Kapitel ausführlich dargestellt werden.

Der praktische Nutzen solcher familiärer Hilfestellungen ließ sich in Längsschnittuntersuchungen deutlich zeigen. So verglichen Leff et al. (1985) eine Patientengruppe, bei der jeweils die nächsten Verwandten mittels Angehörigengruppen und Familiensitzungen in die Therapiebemühungen einbezogen wurden, mit einer konventionell einzeltherapeutisch betreuten Kontrollgruppe. Obwohl alle behandelten Patienten unter medikamentöser Behandlung standen, hatten nur 20% der zusätzlich familientherapeutisch behandelten Kranken innerhalb von 2 Jahren Rückfälle, gegenüber 78% der konventionell behandelten. Neuere Untersuchungen bestätigten diese Ergebnisse. Allerdings haben die großen Erfolge dieser Interventionsstudien noch zu selten zur Umsetzung dieser Methode im Alltag geführt.

5.4 Integration verschiedener Behandlungsansätze

Zum Abschluss des Kapitels über die Behandlung schizophrener Krankheiten sei zur Verdeutlichung nochmals darauf hingewiesen, dass nur eine sehr kleine Zahl schizophren erkrankter Menschen mit einer Behandlungsmethode allein behandelt werden kann. Schizophrene Erkrankungen betreffen so vielseitige Aspekte des leiblichen, familiären und sozialen Lebens, und sie gefährden das Selbsterleben der Patienten so zentral, dass einseitige therapeutische Ansätze meist zu kurz greifen.

Die größte Gefahr in der Behandlung Schizophreniekranker liegt im Gegeneinanderwirken verschiedener Helfer, so dass die betroffenen Patienten in ein therapeutisches Spannungsfeld geraten.

Vertreten z. B. Familienangehörige, in der Klinik tätige Psychiater und niedergelassene Therapeuten gegensätzliche Positionen und finden sie nicht zu gemeinsamen Absprachen zusammen, so wirken die äußeren Spannungen wie Scherkräfte auf die (von innerer Zerrissenheit bedrohten) Patienten. Auch besteht die Gefahr, dass ein Patient zwischen den zunehmend spezialisierten Institutionen verloren geht.

Coaching

Um die Kontinuität dennoch zu gewährleisten, werden vielerorts sog. Case Manager eingesetzt. Idealerweise erfolgt die langfristige Begleitung durch einen konstanten und vertrauten Therapeuten, der sich der Zusammenarbeit mit wichtigen Bezugspersonen nicht verschließt und um die vielschichtigen Behandlungsmöglichkeiten in medikamentöser, psychosozialer und psychotherapeutischer Hinsicht weiß. Optimalerweise kann ein solcher Therapeut auch die Koordination der verschiedenen Hilfsangebote übernehmen. Marilyn Walsh, eine in der Selbsthilfe engagierte Mutter eines Schizophreniekranken und Autorin eines amerikanischen Bestsellers, hat dafür den Begriff des „Coaching" geprägt. Er ist wie das Wort „Handikap" aus der Sprache des Sports entlehnt und meint eine möglichst umfassende, phasengerechte und zielgerichtete Betreuung.

Beispiel

Der Professionelle handelt wie ein freundlicher Coach, der dem Schizophrenen hilft, sich mit den realen Lebensproblemen auseinanderzusetzen, die Teil seiner Störung sind. Wenn die therapeutische Beziehung durch regelmäßige Sitzungen fortschreitet, vermögen die beiden (Patient und Therapeut) in vielerlei Hinsicht zusammenzuarbeiten. Die Bedürfnisse des Patienten bestimmen die Prioritäten, aber allgemeine Aspekte können das Lernen einschließen, etwas über die Störung selbst zu erfahren, zu unterscheiden, was real ist und was real scheint (z. B. Stimmen), sich Ziele und Grenzen zu setzen und sensibel für Arrangements im Leben zu werden (Walsh 1985, S. 104ff.).

Zum „Coaching" können so verschiedene Dinge gehören, wie etwa einen Rehabilitationsplatz zu organisieren, eine Invalidenversicherung einzureichen, mit Stimmen umgehen zu lernen, medikamentöse Nebenwirkungen zu erkennen, belastende Lebenssituationen zu vermeiden und Gefühle der Wertlosigkeit zu überwinden.

5.5 Weiterführende Literatur

- Bechdolf A, Klingberg S (2014) Psychotherapie bei schizophrenen Störungen. Psychiat Prax 41; 8–10 (*Eine wissenschaftliche und praktisch hilfreiche Übersicht*)
- Böker W, Brenner HD (Hrsg) (1996) Integrative Therapie der Schizophrenie. Huber, Bern (*Wissenschaftlicher Sammelband zu Therapieansätzen*)
- Finzen A (2013) Schizophrenie – Die Krankheit verstehen, behandeln, bewältigen. Psychiatrie Verlag, Bonn (*Eine integrative und kritische Beschreibung therapeutischer Möglichkeiten*)
- Hartwich P (2006) Schizophrenie – Zur Defekt- und Konfliktinteraktion. In: Böker H (Hrsg) Psychoanalyse und Psychiatrie. Springer, Heidelberg (*Eine differenzierte und verständliche Stellungnahme zu familiären Interaktionen bei Schizophreniekranken*)
- National Institute for Health and Clinical Excellence NICE (2015) Schizophrenia clinical guideline 82 (*Leitlinien der englischen Psychiatrie für die Behandlung von Schizophreniekranken*)

Ansätze zur Selbsthilfe

D. Hell, D. Schüpbach *Schizophrenien*,
DOI 10.1007/978-3-662-48932-1_6

Mit Behandlung einer Schizophrenie wird in der Öffentlichkeit oft Zwangsbehandlung assoziiert, weil die Ansicht besteht, schizophrene Patienten ließen sich nur schwer behandeln oder wären unfähig, sich realitätsorientiert zu helfen. Dies trifft aber höchstens teilweise und eigentlich ausschließlich für schwere Krankheitszustände zu. Im Allgemeinen kann sich die „gesunde Seite" der Kranken durchaus mit auftretenden Symptomen und Behinderungen auseinandersetzen, wenn auch die gewählten Lösungswege nicht immer konventionell und manchmal schwer nachvollziehbar erscheinen. Systematische Untersuchungen, die sich mit dem Bemühen der Kranken, selbst mit ihren Beeinträchtigungen fertig zu werden, beschäftigten, sind allerdings noch selten.

Dies ist auch bedingt durch die Interessenlage und Sichtweise der wissenschaftlichen Psychiatrie. Unter verbesserten therapeutischen Voraussetzungen zeichnet sich heute ein Wandel ab: Selbsthilfepraktiken werden besser wahrgenommen, auch weil eine Rehabilitation in Gang kommt, welche die Eigenverantwortung der Kranken zum Ziel hat.

Werden schizophrene Patienten darauf angesprochen, wie sie mit subjektiv erlebten Störungen umgehen, so geben praktisch alle Befragten nicht nur eine, sondern eine ganze Reihe von Verhaltensweisen an, die ihr Leiden vermindern.

Beispiel

Böker (1986) hat 60 schizophrene Patienten nach einer akuten Krankheitsphase in einem 1,5-stündigen Interview nach bewusst durchgeführten Kompensationsversuchen gegenüber aufgetretenen Störungen befragt. Zuvor hatte er mit Hilfe eines Fragebogens die subjektiv erlebte Behinderung ermittelt. Alle 60 untersuchten schizophrenen Patienten berichteten ausnahmslos über bewusste und gezielte Kompensationsversuche gegenüber solchen zugrunde liegenden Behinderungen. Auffällig war der Befund, wonach mit steigender Zahl subjektiv erlebter Handikaps die Zahl der umschriebenen problemlösungsorientierten Bewältigungsversuche zunahm. Daraus darf der Schluss gezogen werden, dass Selbsthilfeanstrengungen Schizophreniekranker insgesamt viel häufiger sind, als gemeinhin angenommen wird, und dass schizophrene Patienten durchaus auch Behinderungen akzeptieren können. Bei gesunden und neurotischen Menschen treten im Vergleich dazu sowohl weniger subjektiv erlebte Behinderungen als auch weniger problemorientierte Kompensationsversuche auf. Immerhin lässt sich beides auch beobachten, so dass schizophrene Patienten sich

hauptsächlich quantitativ und weniger qualitativ von Nichtschizophrenen unterscheiden.
Bökers Untersuchung vermochte zwar die Existenz von Selbsthilfemaßnahmen bei einer Anzahl Schizophrener nachzuweisen, konnte jedoch nichts über ihre Wirksamkeit in Erfahrung bringen. Immerhin scheinen nach Angaben des Autors viele Kompensationsanstrengungen eine kurze Beruhigung und Strukturierung zu bewirken. Diese Befunde stimmen sehr gut mit Einzelfallbeobachtungen überein.

Selbsthilfemaßnahmen

Manche Schizophreniekranke beschäftigen sich besonders intensiv mit der Natur. Wie ein sich genau beobachtender Patient erklärte, verhilft ihm der Kontakt mit der Natur dazu, die Welt um sich herum nicht nur „wie fremd und zerstückelt in einem zusammenhanglosen Nebeneinander der Dinge zu sehen", sondern als „gewachsenes und lebendes Ganzes" zu erleben.

Für andere Patienten steht bei täglichen Spaziergängen oder aktiveren Sportübungen mehr die Erfahrung im Vordergrund, sich durch die körperliche Betätigung wieder besser zu „spüren". Ein Klinikpatient fühlte sich nur wohl, wenn er täglich zweimal auf den Uetliberg (400 m über Zürich) rannte und abends oft noch eine Radtour unternahm.

Bevor im Folgenden Bewältigungsversuche, die von Patienten als hilfreich beschrieben worden sind, dargestellt werden, sei zum besseren Verständnis dieser Anpassungsbehandlung auf das Grundmodell schizophrenen Erlebens verwiesen, das in ► Kap. 4 dargestellt wird. Infolge einer veränderten Wahrnehmungssteuerung und -verarbeitung bereitet es Schizophrenen im Alltag (besonders bei Überreizung) Mühe, zwischen Wichtigem und Unwichtigem, zwischen Vorder- und Hintergründigem, zwischen Realem und Vorgestelltem zu unterscheiden. Dadurch fällt es ihnen schwerer, ihre Wahrnehmungen zu ordnen. Aus dieser Gefährdung heraus ergreifen viele Schizophreniekranke Schutzmaßnahmen, um mit der erlebten Reizüberflutung (besser: mit dem ungeordneten Nebeneinander von Reizen) fertig zu werden.

Bewusste Kontrolle setzt eine Krankheitseinsicht voraus, die auch bei klinisch gebesserten Betroffenen nicht immer vorhanden ist. In weniger überlegter Weise finden aber viele Kranke ein Verhaltensmuster, das ihre Problematik verringert. Nach der Untersuchung von Süllwold (1982) werden die folgenden Anpassungsstrategien von der Mehrzahl der befragten Schizophreniekranken als hilfreich angesehen:

- „Wenn ich Unruhe um mich meide."
- „Wenn ich langsam arbeite."

- „Wenn ich mich auf wenige Aktivitäten konzentriere und alles andere weglasse."

Diese Verhaltensregeln zielen darauf ab, allzu große Spannungen zu vermeiden und sich gleichzeitig auf das Wesentliche zu konzentrieren.

Gefahr der Reizarmut

Das Rückzugsverhalten schizophrener Patienten hat jedoch eine Kehrseite: die Isolation und Unterstimulation.

Ein ehemaliger Patient hat in einem Selbstreport diese Problematik eindrücklich beschrieben:

Beispiel

„Es war immer schwierig, die richtige Balance der Stimulation zu finden. Reizüberflutung war für meine unsichere seelische Balance zerstörerisch, aber ebenso schlecht war relative Reizarmut. Ich lebte allein, was so weit wünschenswert war, als ich meine Umgebung genügend kontrollieren konnte, um mich in den privaten Rahmen eines Appartements zurückzuziehen."

Manchmal müssen schizophrene Patienten einen mühsamen Leidensweg gehen und nach dem Prinzip von Versuch und Irrtum ihre persönlichen Erfahrungen sammeln, um herausfinden zu können, was ihnen hilft, beispielsweise:
- **Einnahme von Medikamenten;**
- **Erkennen und Vermeiden von Auslösesituationen;**
- **Begleiter finden, die nicht aufdringlich sind;**
- **einer Arbeit oder Beschäftigung nachgehen, die der persönlichen Belastbarkeit und Fähigkeit entspricht.**

Bewältigungsstrategien

Was für den Einzelnen wohltuend oder gefährdend ist, steht nicht von vornherein fest. Bei dem Versuch, eine möglichst umfassende Liste von Bewältigungsweisen anzugeben, entstand nachfolgende Zusammenfassung. Dabei handelt es sich nur um Vorschläge. Um herauszufinden, was dem Einzelnen wirklich hilft, sind Selbstbeobachtung und Selbsterfahrung besonders wichtig.

- **Vorschläge zu Bewältigungsweisen**

Störung des Erlebens („Innen ist vieles durcheinander")

- Ich versichere mich,
  - indem ich Sätze still vorspreche,
  - indem ich Wichtiges aufschreibe,
  - indem ich Handlung um Handlung erledige,

- indem ich in den Spiegel sehe.
- Ich ordne mich,
- indem ich Musik höre (Kopfhörer),
- indem ich ein Bild male (Kreise, Geraden),
- indem ich stricke,
- indem ich Satz um Satz lese (Lieblingsgedicht).

Wahrnehmungsstörungen („Alles ist komisch, wie gestellt, nicht mehr so wie vorher")

- Ich spüre mich,
  - indem ich mich berühre,
  - indem ich spazieren gehe, jogge, tanze,
  - indem ich ein Bad/eine Dusche nehme,
  - indem ich ins Bett gehe,
  - indem ich einen kühlen Lappen auflege,
  - indem ich eine Bettflasche auflege (Wärmflasche).
- Ich kontrolliere mich,
  - indem ich nochmals hinschaue,
  - indem ich nochmals um Antwort bitte.

Gefühlsarmut („Alles ist freudlos")

- Ich spreche mir Mut zu.
- Ich gehe zu einem Freund oder rufe ihn an.
- Ich lenke mich ab, indem ich fernsehe.

Reizüberflutung („Außen ist vieles durcheinander")

- Ich grenze mit ab,
  - indem ich mich zurückziehe (eigenes Zimmer, Natur, WC),
  - indem ich mich mit dem Rücken an die Wand stelle (evtl. setze).
- Ich ordne mich,
  - indem ich wenig spreche,
  - indem ich mich auf jemanden (oder etwas) konzentriere,
  - indem ich langsam und tief atme,
  - indem ich langsamer (mit Pausen) arbeite.

Selbstbeobachtung

Wie bei anderen Krankheiten auch, so wechselt bei Erkrankungen aus dem schizophrenen Formenkreis die Krankheitseinsicht der Betroffenen. Aber gerade Veränderungen des Zustands werden von den Kranken recht häufig wahrgenommen. Dabei ist wesentlich, wie der Betroffene mit seinen Symptomen umgeht. Meist gehen Selbstentfremdung (innen ist vieles durcheinander) und Abgrenzungsschwierigkeiten nach außen (außen ist vieles durcheinander) parallel. Anzeichen von verändertem Selbsterleben oder Fremdsteuerung erzeugen Angst. Angst muss aber nicht bloß als Ohnmachtsgefühl erlebt werden, sie kann auch als Signal für die Notwendigkeit einer Gegenmaßnahme dienen. In diesem Sinne bedeutet Schizophrenie auch eine Herausforderung an den Kranken, eine Herausforderung, die sich nicht in Widerstand oder Abkapselung erschöpfen muss, sondern sowohl Selbst- als auch Fremdhilfe umfasst.

Strauss (1997) hat in Befragungen von Schizophreniekranken festgestellt, dass vor allem zwei Faktoren zu einer guten Prognose bzw. zu einer Veränderung zum Guten beitragen, nämlich einerseits die Lösung einer Lebensproblematik und andererseits eine entscheidende Beziehungsaufnahme zu einem Freund, Angehörigen oder Therapeuten.

6.1 Weiterführende Literatur

- BökerBöker W (1986) Zur SelbsthilfeSelbsthilfe Schizophrener. Problemanalyse und eigene empirische Untersuchungen. In: Böker W, Brenner HD (Hrsg) Bewältigung der Schizophrenie. Huber, Bern (*Wissenschaftlicher Übersichtsartikel*)
- Finzen A (2001) Mit der Krankheit leben. In: Schizophrenie – Die Krankheit behandeln. Psychiatrie-Verlag, Bonn (*Lebensnahe Hinweise auf Bewältigungspraktiken*)

Anleitung und Unterstützung für Angehörige im Umgang mit schizophren erkrankten Familienmitgliedern

D. Hell, D. Schüpbach *Schizophrenien*,
DOI 10.1007/978-3-662-48932-1_7

„Sündenbockrolle" der Angehörigen

Viele Eltern, Ehepartner, aber auch Kinder, Geschwister, weitere Bekannte und Freunde begleiten schizophrene Patienten in schwierigen Situationen und übernehmen Verantwortung und Alltagspflichten, wenn der Kranke diese nicht mehr selbst erfüllen kann. Sie sammeln dabei Erfahrungen und Kenntnisse, die für die Patienten, aber auch für die Psychiatrie als Wissenschaft von größter Bedeutung sind. Trotzdem stellt sich dem einzelnen Betroffenen immer wieder das Problem, wie er sich in Krisensituationen oder gegenüber anhaltenden Schwierigkeiten zu verhalten habe. Die meisten Angehörigen erleben sich in ihrer Problematik alleingelassen, ohne Richtschnur, ohne Lösungshilfe und darüber hinaus in ihren Bemühungen allzu oft von außen in Frage gestellt.

Manchmal gleicht ihre Lage einer Art Beziehungsfalle: sie werden zur Verantwortung gezogen, ohne gleichzeitig vermittelt zu bekommen, wie diese Verantwortung einzulösen ist. Wenn bereits das Faktum „psychisch krank" schuldig macht – und nicht das Verhalten beurteilt wird –, werden Betroffene in ein gesellschaftliches Abseits gedrängt, das in die Nähe der Tabuisierung rückt.

Eine Lösung wird nur möglich, wenn dieses Spiel um die Sündenbockrolle durchschaut wird und wenn sich die Angehörigen definierten Aufgaben gegenübersehen und sich nicht um ihrer Beziehung zum Kranken willen belastet fühlen müssen. Die entscheidende Frage ist nicht, ob Angehörige alles gut machen, sondern wie sie es möglichst gut machen können.

7.1 Selbsthilfe- und Angehörigengruppen

Angehörige bekommen allzu häufig keine Unterstützung. Während andere Schicksalsschläge (bis hin zum Tode eines Menschen) Anteilnahme und Mitgefühl auslösen und zu ihrer Bewältigung gesellschaftliche Rituale zur Verfügung gestellt werden, die über das Schlimmste wenigstens etwas hinweghelfen, ist dies bei schizophrenen Erkrankungen kaum in Ansätzen der Fall. Dabei dürfte etwa ein Zehntel der Bevölkerung (als Eltern, Partner, Geschwister und Kinder) mit schizophrenen Erkrankungen direkt in Kontakt kommen. Alle diese Betroffenen laufen Gefahr, aus weitgehend ungerechtfertigten Scham- und Schuldgefühlen heraus ihre berechtigten Forderungen und Fragen hinten anzustellen.

Selbsthilfegruppen

In dieser Situation ist der Zusammenschluss von Angehörigen Schizophrener zu Selbsthilfegruppen sehr zu begrüßen.

In Selbsthilfe- und Angehörigengruppen können nahe Bezugspersonen ihre Erfahrungen und Probleme mit anderen Angehörigen teilen und erleben, dass sie einerseits mit ihrer Problematik nicht allein stehen und dass sie andererseits auch eine wichtige Kraft im Leben Schizophrener – aber auch für die Anliegen dieser Kranken in der größeren Gemeinschaft – darstellen.

In ► Kap. 9 werden einige Kontaktadressen von Selbsthilfegruppen genannt.

Was kann nun einzelnen Angehörigen in Notsituationen und für den Umgang mit Kranken geraten werden? Vorerst gilt es zu betonen, dass es **die** richtige Verhaltensweise, die für jede schizophrene Problematik gilt, **nicht** gibt. Durch Schizophrenien hervorgerufene Problemstellungen sind äußerst vielfältig und unterscheiden sich auch beim gleichen Kranken je nach Krankheitsphase oft in diametraler Weise. Sie unterscheiden sich auch je nach sozialer Situation von Familie zu Familie. In erster Annäherung können in grober Weise Probleme in akut bedrohlichen Krankheitssituationen von Umgangsschwierigkeiten mit länger anhaltender Behinderung unterschieden werden.

7.2 Umgang mit akuten Krisensituationen

Notfälle durch Fremd- und Eigengefährdung

Einzelne schizophrene Patienten werden unerwartet für sich selbst gefährlich oder unternehmen auf Befehl von Stimmen Selbsttötungsversuche. Andere Kranke gefährden Mitmenschen, nicht selten aus Verfolgungsideen heraus, wenn sie zur eigenen Verteidigung andere angreifen. Ein Notfall liegt dann vor, wenn ein Patient **aggressives, gewalttätiges oder selbstzerstörerisches Verhalten** zeigt. Manchmal treten auch Notfälle ein, wenn Patienten verworren oder erregt werden oder in einer Art Verzückung (waches Träumen) nicht mehr wissen, was sie tun. In solchen Krisen ist es dringend geboten, einen Arzt hinzuzuziehen. Die Alarmierung der Polizei ist dann unvermeidlich, wenn ärztliche Hilfe zu spät kommen würde. Nur selten dürfte es in solchen Situationen Angehörigen gelingen, den Patienten selbst in ein psychiatrisches Krankenhaus zu bringen, wo zudem bestimmte Aufnahmeformalitäten zu erledigen sind. Das Einschalten eines Arztes (meist des Hausarztes oder des Notfallarztes) hat den Vorteil, dass Angehörige einen Teil ihrer Verantwortung abgeben können. Manchmal hat auch der Arzt die Polizei herbeigerufen, wenn es ihm nicht gelingt, den Patienten zur Mitarbeit zu bewegen. Die Polizei ins Spiel zu bringen, ist für viele Angehörige sehr belastend.

Die meisten erleben aber, dass Polizisten im Umgang mit Notsituationen Erfahrung haben.

Die Inanspruchnahme fremder Hilfe ist immer dann geboten, wenn Angehörige dem Kranken in seinem Zustand nicht mehr gewachsen sind, denn wirkliche Hilfe ist für alle Betroffenen – ob Angehörige, Arzt oder Pflegeperson – nur möglich, wenn keine lähmende Unsicherheit und Angst gegenüber dem Patienten bestehen.

Manchmal kann auch die Anwesenheit von Bekannten, Nachbarn oder Freunden Sicherheit geben. Gerade alleinstehende oder betagte Mütter oder Väter, die vor einer Extremsituation stehen, bedürfen dieser Unterstützung.

Notfälle können bei schizophrenen Menschen in Form von Agitation (Unruhe, Rastlosigkeit) auftreten, aber auch im Rahmen von suizidalen Krisen. Fremdgefährdung ist bei schizophrenen Menschen, primär für Untergruppen, möglich. Das Risiko von Fremdgefährdung steigt bei zusätzlichem Vorhandensein v. a. einer Persönlichkeitsstörung, bei Missbrauch illegaler Drogen und früherer Erfahrung mit Gewalt (Hodgins u. Müller-Isberner 2014, Flannery et al. 2014). Diese Risikofaktoren stellen aber auch für Menschen ohne Schizophrenie ein Risiko für Gewalt dar. Meistens sind Schizophreniekranke sogar passiver als Gesunde. Sonst sind gelegentlicher Zorn und Ärger, sofern sie solche Gefühle überhaupt zeigen, zumeist ganz gut aus den Umständen verständlich. Trotzdem wird zum Schutz der Kranken und zur nötigen Behandlung akuter Krankheitszustände das beschriebene Vorgehen manchmal notwendig. Es dürfte aus Scham- und Ohnmachtsgefühlen heraus eher einmal zu selten als zu häufig angewandt werden.

Suizidale Krisen

Für Menschen in suizidalen Krisen oder auch nach einem Suizidversuch sei ein Beispiel einer Organisation genannt, welche sich in einer sehr frühen Phase einer solchen Krise den Betroffenen annimmt: Der Arbeitskreis Leben in Deutschland im Land Baden-Württemberg. Er bietet Menschen in Lebenskrisen und Selbsttötungsgefahr Hilfe an. Betroffene werden ermutigt, Unterstützung zu holen. Zum Beispiel werden Patienten nach Suizidversuch in einem Spital für körperliche Erkrankungen kontinuierlich von freiwilligen und ehrenamtlichen Krisenbegleitern betreut, und dies auch nach Übertritt in eine psychiatrische Klinik oder bei Entlassung nach Hause (Anschrift ► Kap. 9).

7.3 Umgang mit länger andauernden Behinderungen

Das Hauptproblem stellen für manche Angehörige weniger dramatische Krisensituationen als vielmehr der Umgang mit länger andauernden Behinderungen (den sog. negativen Symptomen wie **Passivität, Abkapselung, marottenhaftes Verhalten etc.**) dar. Auch diese Behinderungen, die in leichterem oder stärkerem Maße das Alltagsleben beeinträchtigen, sind nicht völlig unabhängig von der Umweltsituation.

Immer wieder gilt es, durch einfühlendes Beobachten belastende Situationen für den Patienten herauszufinden, um diese möglichst zu vermeiden.

Im einen Fall können Konfrontationen mit mehreren Menschen oder Menschenansammlungen Schwierigkeiten hervorrufen; in anderen Fällen belasten zu fürsorgliche (und Intimität suchende) Verhaltensweisen oder zu hohe Erwartungen den Patienten. Gutgemeinte Ratschläge von unerfahrenen Dritten helfen selten weiter. Wesentlicher erscheinen wissenschaftlich überprüfte Lösungshinweise und Erfahrungen von Angehörigen schizophrener Patienten.

Grundsätze

Folgende vier Grundsätze dürfen als gesichert gelten.

An der Behandlung teilnehmen

„Eine optimale Behandlung suchen" Bei Schizophreniekranken, die immer wieder zu wahnhaften Beeinträchtigungen neigen oder periodisch erkranken, ist eine andauernde medikamentöse Behandlung meist hilfreich. Sorgfältige Studien haben wiederholt belegt, dass eine Dauermedikation über Jahre die Rückfallneigung deutlich senken kann. Deshalb ist es für den Patienten hilfreich, wenn Angehörige offen und klar die medikamentöse Behandlung mittragen, den Patienten, wenn nötig, an die Medikamenteneinnahme erinnern oder auch die Abgabe der ärztlich verordneten Psychopharmaka übernehmen. Bei ungesicherter Einnahme ist es ratsam, mit dem behandelten Arzt Kontakt aufzunehmen und ihm die Beobachtungen mitzuteilen. Dazu gehört auch die Information über Nebenwirkungen, die zuvor in ▶ Abschn. 5.1 genannt werden. Wenn jemand krankheitshalber die Notwendigkeit einer Behandlung nicht einzusehen vermag und in Ausnahmesituationen Zwang unvermeidlich ist, so soll dies – in Zusammenarbeit mit einem Arzt – wenn möglich ruhig und klar mitgeteilt, begründet und dann auch ausgeführt werden.

Normalität bewahren

„Sich so normal wie möglich verhalten" Schizophreniekranke verlieren kaum je eine große Sensibilität und gute Beobachtungsgabe, selbst wenn sie vielfach behindert sind. Kranksein bedeutet nicht geringere Intelligenz oder schlechteres Einfühlungsvermögen. Schizophrene Patienten haben ein feines Gespür für Unechtheit, Undurchsichtigkeit und Unaufrichtigkeit, worauf sie häufig mit Verwirrung, Misstrauen und defensiver Kontaktscheu reagieren. Demgegenüber vermögen ihnen Offenheit und Klarheit einige Sicherheit zurückzugeben. So verletzlich sie für Kritik oder dafür, nicht ernst genommen zu werden, sein mögen, so empfänglich sind sie für Bestätigung und Anerkennung.

Dem Kranken sollte in seiner allgemeinen Lebensführung so wenig Verantwortung wie möglich abgenommen werden. Für übertriebene Angst ist in den allermeisten Fällen kein Anlass. Es ist aber nicht schädlich, wenn Angehörige oder Bekannte vor dem Schizophreniekranken dazu stehen können, dass sie verunsichert sind. Ungünstig ist vielmehr das Leugnen solcher Gefühle, weil sie sich dann meist versteckt in Überfürsorglichkeit oder Feindseligkeit bemerkbar machen.

„Sich so normal wie möglich zu verhalten" beinhaltet auch, dass sich Angehörige vor dem Erkrankten nicht künstlich „zusammenzunehmen" brauchen, um „auf keinen Fall etwas Falsches" zu tun. Hingegen ist es für schizophrene Patienten hilfreich, wenn sich nahe Bezugspersonen bei eigener starker Erregung in ein Zimmer zurückziehen, aus der Erfahrung heraus, dass Überreizung schadet. Ein Wutausbruch beinhaltet allerdings keine Katastrophe. Viel bedeutsamer sind Verlässlichkeit, Natürlichkeit und Respekt.

Mit allen Mitteln sollte versucht werden, sich durch die Erkrankung des Patienten den eigenen Lebensrhythmus nicht auf Dauer durcheinanderbringen zu lassen. Freundschaften sind nach Möglichkeit weiterhin zu pflegen und Arbeitsaufgaben außer Haus wie gewohnt wahrzunehmen.

Routine gegen das Chaos

Auch wenn es vielen Angehörigen außerordentlich schwer fällt, ihre kranken Familienmitglieder vorübergehend allein zu lassen, so ist die Überwindung der dabei aufsteigenden Ängste für alle Betroffenen lohnend. Bei aller Kompromissbereitschaft sollte auch der tägliche Lebensrhythmus im eigenen Heim (z. B. Essens- und Schlafzeiten, Ordnung und Hygiene) nicht wesentlich durcheinandergebracht werden (Routine gegen das Chaos). Zwar mag toleriert werden, dass Patienten eine eigene Diät wählen oder sich von gemeinsamen Mahlzeiten fernhalten, doch ist es nicht ratsam, z. B. spezielle Mahlzeiten zu Nachtzeiten für den Kranken regelmäßig zuzubereiten. Marotten des Patienten haben oft erst dann wirklich destruktive Folgen, wenn sich die Angehörigen diesen „schiefen"

Gewohnheiten anpassen. Andererseits ist nur zu ermessen, wie schwierig die Aufrechterhaltung der Alltagsroutine ist, wenn entsprechende Sorgen schon miterlebt wurden. Manchmal ist es günstig, einen Zeitplan für die täglichen oder wöchentlichen Aktivitäten aufzustellen, wobei darin nur das enthalten sein darf, was dem Patienten zu vollbringen möglich ist.

Erwartungshaltung anpassen

„Weniger ist meist mehr" Aus persönlicher Anteilnahme und Identifikation mit dem Schicksal des Kranken wünschen sich Angehörige meist eine rasche „Normalisierung" der belastenden Situation herbei. Auch überschätzen Angehörige aus dem Wunsch heraus, für den Kranken das Beste zu erreichen, häufig ihre eigenen Einflussmöglichkeiten auf den Krankheitsverlauf und reagieren mit Selbstvorwürfen, wenn sich eine Besserung nur zögernd einstellt oder gar Verschlechterungen auftreten. Infolgedessen laufen sie Gefahr, zu hohe Erwartungen an den Patienten zu richten und auf fortbestehende Probleme mit Kritik zu antworten.

Vor allem längere Krankheitsverläufe machen es aber nötig, die reduzierte Leistungsfähigkeit schizophrener Patienten zu akzeptieren.

Herabgesetzte Erwartungen und geringere Anforderungen lassen Schizophreniekranke in der Regel besser mit ihrer Behinderung umgehen. Auch in diesem Sinne gilt: „Weniger ist meist mehr".

Dass diese einfache Grundregel aber auch von psychiatrischem Fachpersonal in Ambulanzen und Kliniken immer neu zu lernen ist, zeigen die immer wieder allzu hohen therapeutischen Zielsetzungen, die in zu kurzer Zeit erreicht werden sollen. Unter den Angehörigen scheinen Mütter mit dieser Grundregel besser zurechtzukommen als Väter, die vielleicht unter größerem gesellschaftlichem Druck stehen oder eine geduldige, schrittweise Entfaltung in der Kindererziehung weniger geprobt haben.

Die Schweizerische Vereinigung der Angehörigen von Schizophreniekranken gibt aus Erfahrung ihren interessierten Mitgliedern folgende beherzigenswerten Ratschläge:

Beispiel

„Patient und Familie müssen realistische Vorstellungen über die Leistungsfähigkeit des Patienten erarbeiten. Nur wenige Schizophreniepatienten ertragen die gleiche Belastung wie vor der Erkrankung. Der Patient muss vor unrealistischen Erwartungen, etwa von Freunden und Verwandten, geschützt werden. Andererseits ist eine zu weitgehende Schonung ebenfalls zu vermeiden. Bei der

Rehabilitation müssen zunächst bescheidene Ziele gesetzt werden, die erreichbar sind. Der Schizophreniekranke braucht eine verlässliche, ehrliche, stabile Bezugsperson, die feste Grenzen für ein akzeptables Verhalten setzt. Dies ist vor allem bei Patienten wichtig, die an Verfolgungsideen leiden und deren Vertrauensfähigkeit gestört ist. Manchmal akzeptiert der Patient einen Rat eher von einem Geschwister als von den Eltern. Zuviel Kritik wirkt negativ. Berechtigtes Lob, auch für bescheidene Leistungen, wirkt aufmunternd".

Einfache, klare Sprache

Dass „weniger meist mehr" bewirkt, gilt ganz konkret auch für alltägliche Bereiche. So hat es sich bewährt, die sprachlichen Mitteilungen an Patienten **möglichst einfach und klar** zu halten. Längere komplizierte Mitteilungen überfordern zwar nicht die intellektuelle Begabung vieler schizophren Erkrankter; sie sind aber leicht vieldeutig und setzen eine größere Konzentrationsfähigkeit voraus, so dass sie die „Verarbeitungskapazität" behinderter Schizophreniekranker belasten. Es ist deshalb auch ratsam, bei Aufforderungen möglichst jeweils nur einen bestimmten Wunsch zu äußern. Angehörige folgen damit der Devise, die manche schizophrene Patienten für sich selbst entdecken: dass nämlich Handlungen, schrittweise ausgeführt, möglich sind, die sie sich sonst als Ganzes nicht zutrauen.

Sich verständlich zu machen, ist die erste Aufgabe. Noch viel schwieriger ist aber die Kunst, Forderungen an den Patienten, die zur Aufrechterhaltung eines Zusammenlebens nötig sind, durchzusetzen.

Beispiel

Vielleicht helfen Versprechungen: „Nimm ein Bad und wir essen nachher ein Stück Kuchen zusammen". Vielleicht helfen geschickte Kompromisse: „Höre nicht laut Musik, nimm lieber den Walkman". Vielleicht helfen Fragesätze: „Willst du dein Bett machen? Dann ist wieder Ordnung in deinem Zimmer". Vielleicht hilft Dialektik: „Rede nicht laut mit den Stimmen. Du willst nicht, dass dich die Leute als verrückt ansehen, liefere ihnen keine Munition."

Rückzug akzeptieren

Wenn die Belastung zu groß wird, muss vielleicht der soziale Kontakt zwischen dem Kranken und seinen Angehörigen zeitlich reduziert werden, etwa durch den Rückzug des schizophrenen Patienten in sein Zimmer.

Ganz generell ist der Rückzug eines Schizophreniekranken in die private Sphäre für einige Zeit täglich zu respektieren, gerade auch in Belastungssituationen.

Schizophrene Patienten setzen den Rückzug oft gezielt zur Abwehr von Überreizung ein, die sie nicht mehr verarbeiten können. Daher wird das Zusammenleben mit Schizophreniekranken ganz wesentlich erleichtert, wenn sie über ein eigenes Zimmer verfügen.

Beispiel

Die günstige Auswirkung von größerer Distanz zwischen überlasteten Angehörigen und schizophrenen Patienten ist in eindrücklicher Weise durch einen neueren Forschungszweig der Psychiatrie (der sog. Expressed-emotion-Forschung) aufgezeigt worden. Verschiedene Forschergruppen haben in sorgfältigen Verlaufsstudien nachgewiesen, dass die Rückfallrate durch größere Distanz zwischen sehr besorgten Bezugspersonen und Patienten wesentlich verbessert werden kann. Von einer untersuchten Patientengruppe mit kritischen oder überbesorgten Angehörigen, die mit dem Patienten im gleichen Haus wohnen, hatten nach Spitalentlassung 69% eine erneute schizophrene Krankheitsphase, wenn die Bezugspersonen wöchentlich mehr als 35 Stunden mit dem Patienten von Angesicht zu Angesicht zusammen waren. Bei geringerer Kontaktzeit reduzierten sich die Krankheitsrückfälle im gleichen Zeitraum auf 28% (Vaughn u. Leff 1976). Es konnte auch gezeigt werden, dass gerade für Patienten mit sehr besorgten und überbelasteten Angehörigen die medikamentöse Behandlung schizophrener Patienten eine sehr günstige Wirkung zeigt. Während 92% der Patienten mit gespannter Familienatmosphäre ohne psychopharmakologische Behandlung innerhalb von 9 Monaten wieder erkrankten, war dies nur für 53% der Patienten mit medikamentöser Therapie der Fall.

Reaktion auf wahnhaftes Verhalten

„Gesund handeln, aber das Kranke sehen" Außergewöhnliche „Erklärungen" (sog. „Wahnideen") oder Sinnestäuschungen schizophrener Patienten sind Argumenten nicht zugänglich. Schizophreniekranke können Dinge hören, sehen, schmecken, riechen oder spüren, die für andere nicht vorhanden sind. Sie finden dafür häufig Erklärungen, die anderen Menschen verrückt erscheinen.

> **Über Wahrnehmungen ist aber nicht zu richten – ob bei Gesunden oder Kranken. Menschen halten für wahr, was sie empfinden.**

Diskussion über Sinnestäuschungen oder wahnhafte Erklärungen von Schizophreniekranken führen in der Regel zu keiner Korrektur ihrer Empfindungen oder ihrer Erklärungsweisen. Wenn nahestehende Menschen mit schizophrenen Patienten über ihre Erlebniswelt anhaltend streiten, laufen sie Gefahr, das Vertrauen der

Kranken zu verlieren. Meinungen werden dadurch nicht geändert, aber die zwischenmenschliche Beziehung wird belastet.

Was zu sagen möglich bleibt, ist der Hinweis, dass der Angehörige anderer Überzeugung ist, dass er aber weiß, dass der Patient höre und empfinde, was er sage. Mitunter kann man sich bei vom Patienten geforderter Zustimmung durch die distanzierende Bemerkung „Ja, das ist außergewöhnlich" aus der Situation befreien. Es kann versucht werden, mit kleinen Aktivitäten abzulenken oder nachzufragen, was der Kranke für Hilfe möchte. Manchmal können dann Kompromisse geschlossen werden.

Beispiel

So können etwa bei anhaltenden Verfolgungsideen statt ständiger und fruchtloser Alarmierung der Polizei die Gardinen zugezogen werden, oder es kann sogar das Auswechseln eines Türschlosses in die Wege geleitet werden. Bei lautem Schreien des Patienten wegen Stimmen kann man sich vielleicht auf Hören von Musik einigen.

Wenn das Verhalten sozial zu störend wird (etwa durch Belästigung von Fremden, durch Reden mit Stimmen auf der Straße, durch sexuelle Handlungen in der Öffentlichkeit), soll der Patient auf seine Intimsphäre verwiesen werden. Wird es für Angehörige zu viel, mag ein knappes und festes „Hör auf, bitte" helfen. Gegenüber Drittpersonen, insbesondere auch gegenüber nahen Verwandten und Freunden, die vom Verhalten des Patienten seltsam berührt werden, kann die Mitteilung helfen: „Es ist in Ordnung, aber anders". Weitere Erklärungen geschehen oft leichter ohne Beisein des Kranken.

Die Zunahme von Stimmen und außergewöhnlichen (wahnhaften) Überzeugungen zeigt eine Verschlechterung des Krankheitszustands an, so dass oftmals eine Überprüfung der Medikamente unter Hinzuziehen des behandelnden Arztes nötig ist. Sind Angehörige nicht mehr in der Lage, sich „wie gesund zu verhalten", sollte diese Belastung dem Therapeuten mitgeteilt werden. In solchen Fällen können Fremdunterbringungen des Schizophreniekranken in Übergangsheimen bzw. Kliniken oder therapeutische Absprachen mit dem Kranken und seiner Familie oftmals für alle Betroffenen günstig sein.

Der Leidensdruck kann für Patient und Familie gemildert werden, wenn

- **die Krankheit als solche akzeptiert wird,**
- **eine sachliche Information stattfindet,**
- **die medikamentöse Behandlung konsequent durchgeführt wird,**

- **eine regelmäßige ärztliche Betreuung stattfindet,**
- **Unterstützung durch positiv eingestellte Freunde besteht,**
- **eine Isolation der Familie vermieden wird.**

7.4 Weiterführende Literatur

- Dörner K, Egetmeyer A, Koenni K (Hrsg) (1995) Freispruch der Familie. Psychiatrie Verlag, Wunstorf (*Einfühlende Darstellung der Schwierigkeiten von Angehörigen und Lösungsvorschläge*)
- Finzen A (2013) Die Krankheit verstehen, behandeln, bewältigen. Psychiatrie Verlag (*Sachliche Darstellung der gesamten Problematik von Schizophreniekranken*)
- Hell D (1996) Zusammenarbeit mit Angehörigen: Wunsch und Realität am Beispiel einer Schweizer Studie. In: Böker W, Brenner HD (Hrsg) Integrative Therapie der Schizophrenie. Huber, Bern (*Erfahrungen von Angehörigen im Umgang mit Professionellen*)

Zusammenfassende Schlussbemerkungen

D. Hell, D. Schüpbach *Schizophrenien*,
DOI 10.1007/978-3-662-48932-1_8

Krankheitsbegriff

Schizophrenien sind ernsthafte seelische Erkrankungen, bei welchen vor allem die Beziehung zur Wirklichkeit und zu den Mitmenschen verändert ist. Der aus dem Griechischen entlehnte Begriff „Schizophrenie" meint auf Deutsch etwa „Seelenspaltung". Schizophren erkrankte Menschen sind aber nicht – wie volkstümlich angenommen – gespaltene Persönlichkeiten, gleichsam von zwei Personen bewohnt. Schizophrene Erkrankungen führen zwar zeitweise zu einer Zerrissenheit im Denken, Fühlen und Handeln, doch bewahren schizophrene Patienten ihre persönliche Eigenart und Individualität.

Kaum eine andere Erkrankung hat zu so vielen Vor- und Fehlurteilen, aber auch zu unnötiger Verunsicherung wie überhöhter Faszination Anlass gegeben wie die Schizophrenie. Bis heute haftet diesem Krankheitsbegriff etwas Geheimnisvolles an, mit dem Nachteil für die Betroffenen, dass allzu oft Spekulationen statt Fakten, Ängste statt Offenheit die Auseinandersetzung mit ihnen bestimmen. Auch wenn immer noch viele Fragen offen bleiben, so haben die wachsenden Forschungsanstrengungen der letzten Jahrzehnte doch viele Vorurteile widerlegen und einzelne Aspekte sichern können. Zwar ist es bisher misslungen, die Erkrankung umfassend zu erklären und ihre Ursachen eindeutig festzulegen. Trotzdem lässt der aktuelle Stand der wissenschaftlichen Erkenntnisse ein besseres Verständnis schizophrener Erkrankungen und eine gezieltere Behandlung ihrer Symptome zu.

8.1 Vorurteile konnten widerlegt werden

Schizophrenien sind nicht unheilbar Sie haben nicht von vornherein eine ungünstige Prognose. Etwa jeder dritte der Erkrankten erholt sich nach ein bis mehreren Krankheitsepisoden soweit, dass er ein praktisch normales Leben führen kann. Bei einem weiteren Drittel der Betroffenen tritt eine erhebliche Besserung mit Übergang zu leichteren Behinderungen ein. Die Langzeitprognose ist also insgesamt in über der Hälfte der Fälle relativ günstig. Das letzte Drittel der Betroffenen leidet an chronischer Behinderung mittleren bis schweren Grades. Bei Anwendung etwas stringenterer diagnostischer Kriterien und Beachten des komplexen Konstrukts von „Recovery" ist die Prognose allerdings nicht ganz so günstig.

Für den Einzelfall ist der Verlauf nicht sicher vorhersagbar. Schizophrenien verlaufen bei jedem Erkrankten anders. Die Hoffnung auf Besserung ist auch nach jahrzehntelanger Krankheit und bei scheinbar auswegloser Situation berechtigt. Im Allgemeinen sind milde Verlaufsformen bei rasch auftretendem (akutem)

Krankheitsbeginn häufiger. Auch Erkrankungen, die bei kontaktfähigen Personen in einer Belastungssituation auftreten, sind vielfach günstig. Zudem ist der Krankheitsverlauf von weiteren Faktoren und therapeutischen Maßnahmen abhängig (► Kap. 3).

Schizophrenien bedeuten keine geistige Minderwertigkeit Der Leistungsabfall schizophrener Patienten, der in Erkrankungszeiten verstärkt auftritt, ist nicht auf einen Abbau der Intelligenz oder auf schwere Vergesslichkeit zurückzuführen. Selbst in hohem Alter weisen schizophrene Menschen nicht häufiger als die Durchschnittsbevölkerung Demenzzustände auf.

Schizophrenien lassen nicht auf außerordentliche Familienverhältnisse oder „schwierige Charaktere" schließen Zwar kommen schizophrene Erkrankungen in bestimmten Familien häufiger als in der Durchschnittsbevölkerung vor. Diese statistische Häufung ist aber zum Teil auf einen Vererbungsfaktor zurückzuführen. Wenn ein eineiiger Zwilling an einer Schizophrenie erkrankt, beträgt das Erkrankungsrisiko für den anderen Zwilling mit dem gleichen Erbgut um 40%.

Schizophrene Erkrankungen sind aber auch nicht auf ganz bestimmte Familien beschränkt 60% der Erkrankungsfälle treten auf, ohne dass bei Verwandten ersten und zweiten Grades schizophrene Störungen vorliegen. Sie sind deshalb mit vererbten Anlagen allein nicht zu erklären. Vielmehr kann das Auftreten einer Schizophrenie bei keinem Menschen mit letzter Sicherheit ausgeschlossen werden. Es ist davon auszugehen, dass weltweit 0,7% der Bevölkerung im Verlauf ihres Lebens an Schizophrenie erkrankt – weitgehend unabhängig von Land, Kultur und sozialer Klasse. Nach sorgfältigen Untersuchungen, welche die Eigenschaften von später an Schizophrenie erkrankten Menschen studiert haben, lassen sich diese Erkrankungen nicht auf einen bestimmten Charaktertyp eingrenzen.

8.2 Krankheitszeichen

Vielgestaltige Symptome

Schizophrene Symptome sind sehr vielgestaltig. Sie sind nicht nur von Person zu Person unterschiedlich ausgeprägt, sondern können auch bei demselben Kranken von Tag zu Tag, von Situation zu Situation wechseln. Es gibt kein Krankheitsmerkmal, das nur bei Schizophreniekranken vorkommt. Manche Auffälligkeiten sind in schwächerer Form auch bei Gesunden anzutreffen.

Viele Kranke fühlen sich bedroht oder von Stimmen geplagt. Sie hören befehlende oder kommentierende Worte und Sätze aus dem

Nichts, d. h. ohne dass eine anwesende Person spricht. Viele klagen über Denkstörungen und gebrauchen merkwürdige Redewendungen. Manche fühlen sich wie Roboter von außen gelenkt. Ihre Gedanken erscheinen ihnen aufgezwungen oder von einer äußeren Macht aus ihrem Verstand abgezogen. Selbst wenn das Denken verworren erscheint, lässt sich dahinter immer auch erhaltenes, gesundes Denken nachweisen.

Im Zusammenhang mit solchen angstauslösenden Erlebnissen greifen Betroffene zu außergewöhnlichen (sog. wahnhaften) Erklärungen, etwa dass sie verfolgt oder vergiftet würden. Sie reagieren mit Panik, plötzlichem Rückzug oder Verstummen (► Kap. 2).

Alle diese akuten Erscheinungen können wieder verschwinden. Wenn sie weiterhin episodenartig auftreten oder aber (mit Schwankungen) dauerhaft vorhanden bleiben, besteht die Gefahr, dass sie zur Entmutigung oder zur Abkapselung führen. Was Patienten vor der Erkrankung mit Leichtigkeit vollbracht haben, bereitet ihnen nun Mühe. Zur Erledigung benötigen sie ein Vielfaches an Erholungspausen, sie verfügen nicht mehr über die Routine in Alltagsangelegenheiten und sie vernachlässigen eventuell Körperpflege, Kleidung und Essen. Solche Folgeerscheinungen lang anhaltender Erkrankungen sind aber nicht die Regel, sondern auf schwere Krankheitsfälle beschränkt.

8.3 Entstehung

Ursachen

Schizophrenien lassen sich nicht auf eine einzelne Ursache zurückführen. Es bestehen Hinweise, dass im einen Fall mehr Vererbungsfaktoren, im anderen Fall mehr körperliche Veränderungen des zentralen Nervensystems vorliegen. Weitere Teilursachen sind lang dauernde Belastungssituationen. Praktisch hilfreich ist ein Krankheitsmodell, das von einer zeitweise großen Verletzlichkeit der Schizophreniekranken ausgeht (► Kap. 4). Infolge einer Störung der Informationsverarbeitung reagieren solche verletzliche Menschen auf Überbelastung, schwierige Umstellungen und Krisen mit krankhaften Symptomen. Dabei sinkt die Erkrankungswahrscheinlichkeit mit steigendem Alter.

Männer erkranken gehäuft zwischen dem 15. und 35. Lebensjahr. Wegen ihres frühen Erkrankungsalters bleiben sie meist ledig. Frauen erkranken durchschnittlich etwas später und sind deshalb auch häufiger bereits verheiratet.

Bei raschem Einsetzen der Krankheit kommt es innerhalb weniger Wochen zur Entwicklung von Denkstörungen, Wahnideen und Sinnestäuschungen. Bei schleichendem Beginn findet über Monate und Jahre ein Leistungsabfall mit Passivität und

Abkapselung statt, wobei die oben beschriebenen Krankheitsmerkmale manchmal versteckt bleiben.

8.4 Behandlung

In akuten Krankheitszuständen sind angstlösende und dämpfende Medikamente (sog. Antipsychotika) eine große Hilfe. Sie können auch eine vorbeugende Wirkung haben. Wegen unerwünschter Nebenwirkungen sind sie vor allem bei Langzeitbehandlung ärztlicherseits besonders sorgfältig einzusetzen. Eine möglichst gute Einstellung dieser Medikamente wird erleichtert, wenn Patient und Angehörige Wirkung und Nebenwirkung der eingenommenen Mittel kennen (▶ Kap. 5).

Individueller Behandlungsplan

Jeder Patient braucht einen individuellen Behandlungsplan. Soziale (Übergangsheime, Trainingswerkstätten) und familiäre Hilfe spielen dabei unter Umständen eine bedeutsame Rolle für die Wiedereingliederung. Die besten Behandlungsvoraussetzungen bestehen dann, wenn es gelingt, eine zielorientierte Zusammenarbeit zwischen allen Betroffenen, insbesondere zwischen Patient, Therapeuten und Angehörigen zu schaffen.

Genaue ärztliche Informationen über Krankheitsbild und mögliche Behandlungsmittel können die Erreichung dieses Ziels erleichtern. Längerfristig ist eine stützende psychotherapeutische Begleitung hilfreich.

8.5 Selbsthilfe

Die besondere Verletzlichkeit von Schizophreniekranken macht eine feine Abstimmung von Anforderungen und Entlastung notwendig. Überforderung kann zum Aufflackern schizophrener Symptome, Unterforderung zu Inaktivität und Verwahrlosung führen. Um diesen Gefahren entgegenzuwirken, müssen die Erwartungen der Familie, die Wünsche der Patienten sowie die therapeutischen Zielsetzungen immer neu den aktuellen Möglichkeiten angepasst werden.

Erkennen, was hilft

Schizophreniekranke können genauso lernen zu erkennen, was ihnen hilft und was ihnen schadet, wie gesunde Menschen. Sie müssen dies allerdings unter erschwerten Bedingungen tun. Es fällt ihnen etwas leichter, wenn die Umgebung ihre Behinderung akzeptiert.

Für den Kranken kann entscheidend sein, dass er Auslösesituationen, die Ängste oder schizophrene Symptome hervorrufen, vermeiden lernt. Er kann unter Anleitung mit Medikamenten umgehen lernen und eine Beschäftigung finden, die seiner persönlichen Belastbarkeit und Fähigkeit entspricht. Wichtig können Begleiter werden, die nicht aufdringlich sind. Schizophreniekranke benötigen in besonderem Maße die Möglichkeit, sich zurückziehen zu können oder bei Beschäftigungen Pausen einzuschalten (▶ Kap. 6).

8.6 Umgang mit Schizophreniekranken

Schizophreniekranke sind besonders empfindlich für Kritik und Ablehnung, aber auch für Anerkennung und Verständnis. Selbst mehrfach behinderte Patienten besitzen eine gute Beobachtungsgabe. Sie haben ein feines Gespür für Unechtheit und Unaufrichtigkeit. Offenheit und Klarheit vermögen ihnen wieder einen Halt zu geben, wenn sie durch ihre Krankheit verunsichert sind. Alles, was die gesunden Seiten eines Menschen stärkt, hilft auch schizophren erkrankten Menschen.

Angehörige vermögen sich mit den Problemen schizophren erkrankter Familienmitglieder etwas leichter auseinanderzusetzen, wenn sie sachlich informiert werden und eine Unterstützung durch positiv eingestellte Freunde haben. Zu übertriebener Angst gegenüber Schizophreniekranken besteht in den allermeisten Fällen kein Anlass. Außer in schweren psychotischen Zuständen ist Schizophreniekranken so wenig Verantwortung wie möglich abzunehmen. Andererseits ist es für schizophrene Menschen wichtig, dass sie Bezugspersonen haben, die für sie verlässlich sind und auch Grenzen setzen können.

Einfache und klare Mitteilungen sind für schwerer Erkrankte natürlich besser verständlich als komplizierte Erklärungen. Wahnideen oder Sinnestäuschungen sind Argumenten nicht zugänglich. Ausufernde Diskussionen über Krankheitssymptome helfen selten weiter. Sie führen zu keiner Korrektur des Erlebten, aber häufig zu einer Belastung der Beziehung.

Bei aller Kompromissbereitschaft sollte versucht werden, den täglichen Lebensrhythmus im eigenen Zuhause (z. B. Essens- und Schlafzeiten) aufrechtzuerhalten. Das Beibehalten der Ordnung hilft gegen drohendes Chaos. Wenn die Belastung zu groß wird, ist es manchmal angezeigt, den Kontakt mit dem Kranken zeitlich zu reduzieren, insbesondere bei aufsteigender Gereiztheit. Ist es Angehörigen nicht mehr möglich, „gesund zu handeln, aber das Kranke zu sehen", so kann eine Aussprache mit dem behandelnden Arzt helfen, eine andere Lösung anzustreben. Erfahrene Therapeuten wissen darum, dass eine schizophrene Erkrankung zu familiären Spannungen führen kann, die nicht nur verständlich sind, sondern auch Unterstützung erfordern. Vielfach bedeutet auch der Gedankenaustausch mit anderen betroffenen Familien in Angehörigengruppen eine Hilfe (▶ Kap. 9).

Selbsthilfegruppen

D. Hell, D. Schüpbach *Schizophrenien*,
DOI 10.1007/978-3-662-48932-1_9

9.1 Kontaktadressen von Selbsthilfegruppen

Hinweis: Über die nachfolgend genannten Kontaktadressen können weitere regionale Selbsthilfegruppen erfragt werden. Außerdem helfen die Sozial-psychiatrischen Dienste und die psychiatrischen Kliniken weiter (Stand aller folgenden Internetadressen: 17. November 2015).

9.1.1 Selbsthilfeorganisationen für Angehörige

Schweiz

- **VASK Schweiz**
Dachverband der Vereinigungen von Angehörigen psychisch Kranker
Langstr. 149, 8004 Zürich
Tel.: 044-240 12 00
E-Mail: info@vask.ch, Internet: http://www.vask.ch

- **VASK Aargau**
Zürcherstr. 241, 5201 Brugg
Tel.: 056-222 50 15
E-Mail: info@vaskaargau.ch, Internet: http://www.vaskaargau.ch

- **Stiftung Rheinleben, Angehörigen-Selbsthilfe**
Clarastr. 6, 4058 Basel
Tel.: 061-6 869 222
E-Mail: beratungsstelle@rheinleben.ch, Internet: http://www.rheinleben.ch

- **VASK Bern**
Postfach 8704, 3001 Bern
Tel.: 031-311 64 08
E-Mail: sekretariat@vaskbern.ch, Internet: http://www.vaskbern.ch

- **Association Le Relais Genève**
Rue des Savoises 15, 1205 Genève
Tel.: 022-781 65 20
E-Mail: info@lerelais.ch, Internet: http://www.lerelais.ch

- **VASK Graubünden**
Postfach, 7208 Malans
Tel.: 081-353 71 01
E-Mail: vask.graubuenden@bluemail.ch, Internet: http://www.vaskgr.ch

- **VASK Zentralschweiz**

Postfach 534, 6210 Sursee
Tel.: 041-921 60 48
E-Mail: info@vask-zentralschweiz.ch, Internet: http://www.vask-zentralschweiz.ch

- **VASK Ostschweiz**

Bahnhofplatz 5, Postfach 2238
9001 St. Gallen
Tel.: 071-866 12 12
E-Mail: info@vaskostschweiz.ch, Internet: http://www.vaskostschweiz.ch

- **VASK Schaffhausen**

Webergasse 48, 8200 Schaffhausen
Tel.: 052-625 55 80

- **VASK Ticino**

C.P. 130, 6934 Bioggio
Tel.: 076-453 75 70
E-Mail: vaskticino@gmail.com, Internet: http://www.vaskticino.ch

- **L'îlot, Association vaudoise**

1004 Lausanne
Tel.: 021-588 00 27
E-Mail: info@lilot.org, Internet: http://www.lilot.org

- **VASK Zürich**

Langstr. 149, 8004 Zürich
Tel.: 044-240 48 68
E-Mail: info@vaskzuerich.ch, Internet: http://www.vaskzuerich.ch

Deutschland

- **Arbeitskreis Leben (AKL)**

Bahnhofstr. 13
74072 Heilbronn
Tel.: 07131-16 42 51
E-Mail: akl-heilbronn@ak-leben.de, Internet: http://www.ak-leben.de

- **Bundesverband der Angehörigen psychisch erkrankter Menschen e.V. (BApK)**

Geschäftsstelle Bonn, Oppelner Str. 130, 53119 Bonn
Tel.: 0228-71 00 24 00
E-Mail: bapk@psychiatrie.de, Internet: http://www.bapk.de

- **Landesverband Baden-Württemberg der Angehörigen psychisch Kranker e.V.**

Geschäftsstelle, Hebelstr. 7, 76448 Durmersheim
Tel.: 07245-91 66 15
E-Mail: lvbwapk@t-online.de, Internet: http://www.lvbwapk.de

- **Landesverband Bayern der Angehörigen psychisch Kranker e.V.**

Geschäftsstelle, Pappenheimstr. 7, 80335 München
Tel.: 089-51 08 63 25
E-Mail: lvbayern_apk@t-online.de, Internet: http://www.lvbayern-apk.de

- **Landesverband Berlin Angehörige psychisch Kranker e.V.**

Geschäftsstelle, Mannheimer Str. 32, 10713 Berlin
Tel.: 030-863 957 01
E-Mail: info@apk-berlin.de, Internet: http://www.apk-berlin.de

- **Landesverband Brandenburg der Angehörigen psychisch Kranker e.V.**

Herman-Elflein-Str. 11, 14467 Potsdam
Tel.: 0331-702 31 63
E-Mail: info@lapk-brandenburg.de, Internet: http://www.lapk-brandenburg.de

- **Bremen**

Siehe Arbeitsgemeinschaft der Angehörigen psychisch Kranker in Niedersachsen und Bremen

- **Landesverband Hamburg der Angehörigen psychisch Kranker e.V.**

Geschäftsstelle, Wichmannstr. 4, 22607 Hamburg
Tel.: 040-65 05 54 93
E-Mail: kontakt@lapk-hamburg.de, Internet: http://www.lapk-hamburg.de

- **Landesverband Hessen der Angehörigen psychisch Kranker e.V.**

Am Grenzgraben 4, 63067 Offenbach
Tel.: 069-88 30 04
E-Mail: Kontaktformular auf der Website, Internet: http://www.neu.angehoerige-hessen.de

- **Landesverband Mecklenburg-Vorpommern der Angehörigen und Freunde psychisch Kranker e.V.**

Geschäftsstelle, Henrik-Ibsen-Str. 20, 18106 Rostock (Evershagen)
Tel.: 0381-72 20 25
E-Mail: koordinator@lapkmv.de, Internet: http://www.lapkmv.de

- **Arbeitsgemeinschaft der Angehörigen psychisch Kranker (AANB) e.V.**

Geschäftsstelle, Wedekindplatz 3, 30161 Hannover
Tel.: 0511-62 26 76
E-Mail: aanb@aanb.de, Internet: http://www.aanb.de

- **Landesverband Nordrhein-Westfalen der Angehörigen psychisch Kranker e.V.**

Geschäftsstelle, Gasselstiege 13, 48159 Münster
Tel.: 0251-520 95 22
E-Mail: lv-nrw-apk@t-online.de, Internet: http://www.lv-nrw-apk.de

- **Landesverband der Angehörigen psychisch Kranker in Rheinland-Pfalz e.V.**

Obere Zahlbacher Str. 8, 55131 Mainz
Tel.: 06131-53 97 2 (AB)
E-Mail: info@lapk-rlp.de, Internet: http://www.lapk-rlp.de

- **Landesverband Saarland der Angehörigen psychisch Kranker e.V.**

Heinrichstr. 13, 66346 Püttlingen
Tel.: 06898-67 0 93
E-Mail: Kontaktformular auf der Website, Internet: http://www.lvapk-saarland.info

- **Landesverband der Angehörigen psychisch Kranker in Sachsen e.V.**

Geschäftsstelle, Lützner Str. 75, 04177 Leipzig
Tel.: 0341-9 12 83 17
E-Mail: info@lvapk-sachsen.de, Internet: http://www.lvapk-achsen.de

- **Landesverband Sachsen-Anhalt e.V. Angehörige psychisch Kranker**

Geschäftsstelle, Burgstr. 38, 06114 Halle/Saale
Tel.: 0345-6 86 73 60
E-Mail: info@lsa-apk.de, Internet: http://www.lsa-apk.de

- **Landesverband Schleswig-Holstein der Angehörigen und Freunde psychisch Kranker e.V.**

Geschäftsstelle, Pottbergkrug 8, 24146 Kiel
Tel.: 0431-26 09 56 90
E-Mail: kontakt@lvsh-afpk.de, Internet: http://www.lvsh-afpk.de

- **Landesverband Thüringen der Angehörigen psychisch Kranker e.V.**

Geschäftsstelle, Bahnhofstr. 1a, 07646 Stadtroda
Tel.: 0364-28 12 456
E-Mail: Kontaktformular auf der Web-Site, Internet: http://www.lvapk-thueringen.de

- **Weinsberger Hilfsverein e.V.**

Wilhelmstr. 51, 74074 Heilbronn
Tel.: 07131-12 35 20
E-Mail: info@hilfsverein.org, Internet: http://www.hilfsverein.org

Österreich

- **HPE Österreich, Hilfe für Angehörige Psychischerkrankter**

Brigittenauer Lände 50-54/1/5, 1200 Wien
Tel.: 01-526 42 02
E-Mail.: office@hpe.at, Internet: http://www.hpe.at

- **HPE-Burgenland**

Hunnenweg 1, 7000 Eisenstadt
Tel.: 0664-403 20 76
E-Mail: hpe-burgenland@hpe.at, Internet: http://www.hpe.at/bundeslaender/burgenland

- **HPE-Kärnten**

Schlossgasse 6 /KG21, 9500 Villach
Tel.: 04242-54 31 2
E-Mail: office@hpe.at, Internet: http://www.hpe.at/bundeslaender/kaernten

- **HPE-Niederösterreich**

Lärbaumweg 132, 2393 Sittendorf
Tel.: 01-526 42 02
E-Mail: office@hpe.at, Internet: http://www.hpe.at/bundeslaender/niederoesterreich

- **HPE-Oberösterreich**

Volksfeststr. 17, 4020 Linz
Tel.: 0732-78 41 62
E-Mail: hpe-oberoesterreich@hpe.at, Internet: http://www.hpe.at/bundeslaender/oberoesterreich/beratung.html

- **AhA-Salzburg**

Angehörige helfen Angehörigen

Lessingstr. 6, 5020 Salzburg
Tel.: 0662-88 22 52-16
E-Mail: aha-salzburg@hpe.at, Internet: http://www.aha-salzburg.at

- **HPE-Steiermark**

Vorsitzende: Adelinde Gugerbauer, Tummelplatz 9, 8010 Graz
Tel.: 0316-816331
E-Mail: hpe-steiermark@hpe.at, Internet: http://www.hpe.at/bundeslaender/steiermark

- **HPE-Tirol**

Karl-Schönherr-Str. 3, 6020 Innsbruck
Tel.: 0699-17 238 060
E-Mail: hpe.tirol@hpe.at, Internet: http://www.hpe.at/bundeslaender/tirol

- **HPE-Vorarlberg**

Clemens Holzmeister-Gasse 2, 6900 Bregenz
Tel.: 0664-7805085
E-Mail: hpe-vorarlberg@hpe.at, Internet: http://www.hpe.at/bundeslaender/vorarlberg

- **HPE-Wien**

Brigittenauer Lände 50-54/ Stiege 1/ 5. Stock, 1200 Wien
Tel.: 01-5264202

9.2 Organisationen für Psychiatrie-Erfahrene

9.2.1 Schweiz

- **Pro Mente Sana**

Hardturmstr. 261, Postfach, 8031 Zürich
Telefonische Beratung: 0848-800-858 Mo, Di, Do 9-12 Uhr, Do 14-17 Uhr
E-Mail: kontakt@promentesana.ch, Internet: http://www.promentesana.ch

9.2.2 Deutschland

- **Bundesverband Psychiatrie-Erfahrener (BPE)**

Geschäftsstelle, Wittener Str. 87, 44789 Bochum
Tel.: 0234-68705552
E-Mail: kontakt-info@bpe-online.de, Internet: http://www.bpe-online.de

- **Psychiatrienetz**

Internet: http://www.psychiatrie.de
Das Psychiatrienetz wird von folgenden Verbänden und Organisationen getragen:

- Aktion Psychisch Kranke (APK) e.V., Oppelner Str. 130, 53119 Bonn, Tel.: 0228-676740/41, E-Mail: apk-bonn@netcologne.de, Internet: http://www.apk-ev.de
- **Familien Selbsthilfe** Psychiatrie/Bundesverband der Angehörigen psychisch Kranker e.V., Oppelner Str. 130, 53119 Bonn, Tel.: 0228-71002400, E-Mail: bapk@psychiatrie.de, Internet: http://www.bapk.de
- Dachverband Gemeindepsychiatrie, Richartzstr. 12, 50667 Köln, Tel.: 0221-27793870, E-Mail: dachverband@psychiatrie.de, Internet: http://www.psychiatrie.de/dachverband
- **Deutsche Gesellschaft für Soziale Psychiatrie (DGSP)**, Zeltinger Str. 9, 50969 Köln, Tel.: 0221-511002, E-Mail: dgsp@netcologne.de, Internet: http://www.dgsp-ev.de
- Psychiatrie Verlag GmbH, Ursulaplatz 1, 50668 Köln, Tel.: 0221-1679890, E-Mail: verlag@psychiatrie.de, Internet: http://www.psychiatrie-verlag.de
- BALANCE Buch und Medien Verlag, Ursulaplatz 1, 50668 Köln, Tel.: 0221-1679890, E-Mail: info@balance-verlag.de, Internet: http://www.balance-verlag.de

9.2.3 Österreich

- **Region Vorarlberg**

Verein „Omnibus" – Beratungsstelle Bregenz
Anton-Schneider-Str. 21, 6900 Bregenz
Beratungstelefon: 05574-54695
E-Mail: omnibus.beratung@vol.at, Internet: http://www.verein-omnibus.org

- **Pro Mente Austria**

Gesellschaft für psychische und soziale Gesundheit
Bundessekretariat:
Johann-Konrad-Vogelstr. 13, 4020 Linz
Tel.: 0732-785397
E-Mail: office@promenteaustria.at, Internet: http://www.promenteaustria.at

Serviceteil

D. Hell, D. Schüpbach *Schizophrenien*,
DOI 10.1007/978-3-662-48932-1

A Anhang

A1 Glossar der wichtigsten Krankheits- und Fachbegriffe

Acetylcholin Überträgerstoff im Gehirn, im vegetativen (z. B. Atmung, Verdauung) und peripheren Nervensystem (z. B. Muskulatur)

Agitation Unstillbare psychomotorische Unruhe, die sich in einer gesteigerten Mimik und Gestik ausdrückt.

Akathisie Unfähigkeit still zu sitzen, Bewegungsdrang infolge von → Neuroleptika

akustisch klanglich, über Gehör wahrgenommen (→ Halluzination)

akut plötzlich auftretend

Akzeptanz hier: das Annehmenkönnen

Allergie im Volksmund „Überempfindlichkeit"; angeborene oder erworbene Änderung des menschlichen Abwehrsystems gegenüber körperfremden, eigentlich unschädlichen Substanzen

Alzheimer-Krankheit auch als Demenz vom Alzheimer-Typ benannt; fortschreitende Hirnschrumpfung

Anti-Parkinson-Mittel Medikamente zur Behandlung der Schüttellähmung (Morbus Parkinson) und zur Behebung bestimmter Nebenwirkungen von → Neuroleptika

Antipsychotika ein neuer Begriff für Neuroleptika. Psychopharmaka, welche eine antipsychotische und meist sedierende Wirkung entfalten. Antipsychotika der 1. Generation sind ältere Mittel, auch typische Antipsychotika oder Typika genannt. Antipsychotika der 2. Generation sind neuere Mittel, auch atypische Antipsychotika oder Atypika genannt

antipsychotisch gegen Psychosen wirkend (→ Psychose)

Apathie Teilnahmslosigkeit

Assoziation hier: Verknüpfung von Vorstellungen und Gedanken

Autismus Abkehr eines Menschen von der Umwelt, Rückzug in eine Innenwelt, Beziehungslosigkeit

Bewusstseinsstörungen Änderung der Bewusstseinsklarheit oder Verschiebung der Bewusstseinsinhalte

biographisch lebensgeschichtlich

biologisch hier: leiblich

Blutspiegelbestimmung Bestimmung der Konzentration eines bestimmten Stoffes (eines Medikaments wie z. B. Lithium) im Blut; wichtig für die Beurteilung der Wirksamkeit und das Vermeiden einer Überdosierung eines Medikaments

chronisch hier: über mehr als 2 Jahre verlaufend

Dekompensation hier: Verlust eines noch erhaltenen Gleichgewichts; Auftreten und Verschlimmerung von Krankheitssymptomen

Demenz Verlust geistiger Fähigkeiten, z. B. Verwirrtheit

Denkstörungen Störungen des Denkens bezüglich Inhalt und Gedankenablauf

Depersonalisation Gefühl der Entfremdung oder Unwirklichkeit; die eigene Person wird als fremd erlebt

Depotpräparat hier: Medikament, das gleichmäßig langsam vom Körper aufgenommen wird und über längere Zeit wirksam bleibt

Depression Störung des Gemütslebens, die weniger durch ein Gefühl der Traurigkeit als durch einen schmerzhaft empfundenen Verlust des Gefühlsvermögens und des Antriebs charakterisiert ist

Diagnose Erkennung der Krankheit

Dopamin Überträgerstoff, vor allem im Gehirn

Drogen hier: Betäubungsmittel

Dyskinesie Bewegungsstörung (unwillkürliche Muskelzuckungen oder Krämpfe)

emotionell gefühlsmäßig

EKG Abkürzung für Elektrokardiogramm; Verfahren zur Aufzeichnung der elektrischen Aktivität des Herzens

Episoden hier: Krankheitszeiten

exemplarisch beispielhaft

extrapyramidale Störungen Auftreten von unwillkürlichen (nicht steuerbaren) Bewegungen als Folge einer körperlichen Störung oder als Nebenwirkung von → Neuroleptika

Flexibilität Fähigkeit, sich veränderten Situationen anpassen zu können

GABA Abkürzung für Gammaaminobuttersäure; wichtiger hemmender Überträgerstoff im Gehirn

genetisch hier: durch Erbfaktoren bedingt

Gen Erbeinheit oder Erbanlage

Genom das gesamte Erbgut (hier: des Menschen)

Glutamat erregender Überträgerstoff im Gehirn

Halluzination Sinnestäuschung; Sinneswahrnehmungen ohne äußere Reizung des betreffenden Sinnesorgans, wie Stimmen (akustische Halluzinationen), Geschmacks- und Geruchstäuschungen, Gesichter (optische Halluzinationen)

Hospitalisation Eintritt in ein Spital/Krankenhaus

hospitalisiert hier: im Spital behandelt

hygienisch hier: die Körperpflege betreffend

Hypothese Annahme, Entwurf für eine Theorie

Identität Sicherheit, sich selbst einheitlich (als Ich) zu erleben

Illusion Fehldeutung eines realen äußeren Reizes; akustisch: z. B. Ticken einer Uhr wird als Schritte gedeutet; optisch, hier: eine x-beliebige Person wird als eine bestimmte verkannt

Individuum Einzelwesen

Insulin Hormon der Bauchspeicheldrüse, das vor allem den Blutzuckerspiegel reguliert; beim Diabetes mellitus (Zuckerkrankheit) ist zu wenig davon vorhanden oder fehlend

Integration Einbeziehung

Interaktionsstile hier: Art des Umgangs miteinander

invalidisiert behindert (in Arbeits-, Dienst- und Erwerbsfähigkeit)

Isolation hier: Vereinsamung

kataton starr, gespannt; im Zusammenhang mit bestimmten Schizophrenieformen mit Bewegungsstörungen und Stereotypien gebraucht (→ stereotyp)

Komorbidität Begleiterkrankung

Kompensation hier: Ausgleich einer Störung

limbisches System entwicklungsgeschichtlich alter Teil des Gehirns mit Anteilen in verschiedenen Hirnregionen. Es spielt eine Rolle bei z. B. Gefühlen oder Wohlbefinden

Manie Antriebssteigerung mit Erregung

Medikation Behandlung mit Medikamenten

Migration Wanderung (z. B. Ein- oder Auswanderung)

Negativsymptome Krankheitsanzeichen wie z. B. Rückzug, Verlust der Lebensfreude, Antriebslosigkeit

Neuroleptika gegen Psychosen wirksame Medikamente; beeinflussen vor allem Angst, Erregung, Sinnestäuschung und Wahnideen

Neurologie Wissenschaft von den Nervenkrankheiten

neurotisch hier: in der Kindheit entstandene Verhaltens- und Erlebensauffälligkeiten im Erwachsenenalter

optimal am besten, bestgeeignet

optisch mit dem Auge wahrgenommen (→ Halluzination)

paranoid wahnhaft; im Zusammenhang mit bestimmten Schizophrenieformen mit Wahnideen und Sinnestäuschungen gebraucht

pathologisch krankhaft

Phänomen hier: Erscheinungsbild

Pharmaka Arzneimittel

Placebo eine Tablette, welche keinen Wirkstoff enthält

Positivsymptome Krankheitszeichen wie z. B. Stimmenhören oder Sich-verfolgt-Fühlen

potent hier: wirksam, z. B. niederpotent = schwach wirksam

Potenzstörung hier: Störungen der Fähigkeit des Mannes, Geschlechtsverkehr auszuüben

Prodromalstadium Früh- oder Vorstadium einer Erkrankung

Prognose Vorhersage, Aussicht auf den Krankheitsverlauf

Prolaktin Hormon (Signalstoff) aus der Hypophyse (hormonaktives Organ an der Schädelbasis). Prolaktin wird beispielsweise um den Geburtszeitpunkt bei der Mutter ausgeschüttet und bewirkt den Milcheinschuss. Gewisse Antipsychotika, aber auch andere Ursachen können zu einer Erhöhung des Prolaktinspiegels im Blut führen

prophylaktisch vorbeugend

Psychopathologie Wissenschaft von den psychischen Störungen

Psychopharmaka Medikamente zur Linderung oder Beseitigung psychischer Störungen

Psychose schwere seelische Erkrankung, die (vorübergehend) zu einer starken Veränderung der Persönlichkeit führt

Psychotherapie seelische Heilbehandlung

Realität Wirklichkeit

Recovery Konzept, welches die Genesung, Erholung und Unterstützung von Erkrankten umfasst

Rehabilitation hier: Wiedereingliederung (in eine möglichst selbstständige Wohn-, Arbeits- und übliche soziale Situation)

Retardpräparat Medikament mit verlängerter Wirksamkeit

Rezeptor Empfangsstelle zur Aufnahme bestimmter Signale

Rezidiv Rückfall

sensibel empfindsam, verletzlich

Serotonin u. a. Überträgerstoff im Gehirn

stereotyp hier: gleichförmig, sich wiederholend (z. B. Bewegungsabläufe)

Supported Employment neue Form der beruflichen Integration mit Unterstützung bei der Arbeitssuche im ersten Arbeitsmarkt und langfristiger Betreuung durch einen Job-Coach

Symptom Krankheitsanzeichen

Tabuisierung hier: unausgesprochenes Verbot, bestimmte Themen anzusprechen

teilstationär nicht ganztägiger Spitalaufenthalt (z. B. nur tagsüber, seltener nur nachts)

Therapie Behandlung der Krankheit

Tranquilizer Beruhigungsmittel wie z. B. Benzodiazepine, Gefahr der Abhängigkeit

Wahn nicht korrigierbare Überzeugung, die im Widerspruch zur Wirklichkeit steht

Zyklusstörungen hier: Störungen der Regelblutung

Literatur

Allen JS, Damasio H, Grabowski TJ (2002) Normal neuroanatomical variation in the human brain: an MRI-volumetric study. Am J Physic Anthropol 118:341–358

American Psychiatric Association (2015) Diagnostisches und Statistisches Manual Psychischer Störungen DSM-5. Deutsche Ausgabe. In: Falkai P, Wittchen H-U (Hrsg). Hogrefe, Göttingen

Anderson CM, Reiss DJ, Hogarty GE (1986) Schizophrenia and the family. Guilford, New York London

Angermeyer M et al. (2013) Attitudes toward psychiatric treatment and people with mental illnesses: changes over two decades. Br.J. Psychiat. online June 20

Arieti S (1986) Schizophrenie. Ursachen, Verlauf, Therapie. Hilfen für Betroffene, 2. Aufl. Piper, München Zürich

Bleuler E (1908) Die Prognose der Dementia praecox (Schizophreniegruppe). Allgemeine Zeitschrift Psychiatrie, Psych gerichtliche Medizin 65:436–464

Bleuler E (1911) Dementia praecox oder Gruppe der Schizophrenien. In: Aschaffenburg G (Hrsg) Handbuch der Psychiatrie. Deuticke, Leipzig Wien

Bleuler E (1983) Lehrbuch der Psychiatrie, 15. Aufl. Springer, Berlin Heidelberg New York Tokyo

Bleuler M (1972) Die schizophrenen Geistesstörungen im Lichte langjähriger Kranken- und Familiengeschichten. Thieme, Stuttgart

Böker W (1986) Zur Selbsthilfe Schizophrener. Problemanalyse und eigene empirische Untersuchungen. In: Böker W, Brenner HD (Hrsg) Bewältigung der Schizophrenie. Huber, Bern

Böker W (1988) Der schizophrene Patient in hausärztlicher Betreuung. HEXAGON 16/3:1–8

Buck D, Bock Th (1991) Selbst-Verständlichkeit von Psychosen. In: Bock Th, Weigand H (Hrsg) Handwerksbuch Psychiatrie, 2. Aufl. Psychiatrie-Verlag, Bonn

Cardno AG, Marshall EJ, Cold B et al. (1999) Heritability estimates for psychotic disorders: the Maudsley twin psychosis series. Arch Gen Psychiatr 56:162–168

Ciompi L (1984) Zum Einfluss sozialer Faktoren auf den Langzeitverlauf der Schizophrenie. Schweiz Arch Neurol Neurochir Psychiatr 135:101–113

Ciompi L, Müller C (1976) Lebensweg und Alter der Schizophrenen. Eine katamnestische Langzeitstudie bis ins Senium. Springer, Berlin Heidelberg New York

Ciompi L, Hoffmann H, Broccard M (Hrsg) (2001) Wie wirkt Soteria? Huber, Bern

Conrad K (1958) Die beginnende Schizophrenie. Thieme, Stuttgart

Crowther R, Marshall M, Bond G, Huxley P (2001) Vocational rehabilitation for people with severe mental illness. Cochrane Database of Systematic Reviews Issue 2, 2001, Art. No.: CD003080. DOI: 10.1002/14651858.CD003080

Davidson LL, Heinrichs RW (2003) Quantification of frontal and temporal lobe brain-imaging findings in schizophrenia: a meta-analysis. Psychiatry Research: Neuroimag 122:69–87

Degkwitz R, Helmchen H, Kockott G, Mobour W (Hrsg) (1980) Diagnoseschlüssel und Glossar psychiatrischer Krankheiten. Deutsche Ausgabe der International Classification of Disease (ICD) der WHO, 9. Rev. Springer, Berlin Heidelberg New York

De Hert M, Dekker JM, Wood D, Kahl KG, Moller HJ (2009) Cardiovascular disease and diabetes in people with severe mental illness. Position statement from the European Psychiatric Association (EPA), supported by the European Association for the Study of Diabetes (EASD) and the European Society of Cardiology (ESC). European Psychiatry 24:412–424

Deutschenbaur L, Lambert M, Walter M, Naber D, Huber CG (2014) Pharmakologische Langzeitbehandlung schizophrener Erkrankungen. Nervenarzt 3:363–377

Diserens V (1990) Wünsche der Angehörigen an die Psychiatrie. Schweiz Ärztezeitung 71:57–61

Farrell MS, Werge T, Sklar P et al. (2015) Expert review. Evaluating historical candidate genes for schizophrenia. Molecular Psychiatry 20:555–562

Flannery RB, Wyshak G, Tecce JJ, Flannery GJ (2014) Characteristics of international assaultive psychiatric patients: Review of Published Findings, 2000–2012. Psychiatric Quarterly 85:303–317

Gershon ES, DeLisi LE, Hamovit J et al. (1988) A controlled family study of chronic psychoses: schizophrenia and schizoaffective disorder. Arch Gen Psychiatr 45:328–336

Gottesman II (1991) Schizophrenia genesis. Freeman, New York

Gottesman II, Shields J (1967) A polygenic theory of schizophrenia. Proc Natl Acad Sci USA 58:199–205

Gottesman II, Shields J (1972) Schizophrenia and genetics: a twin study. Vantage point. Academic Press, London

Greenwald G (2014) No place to hide: Edward Snowden, the NSA, and the U.S. Surveillance State. Henry Holt & Co, New York

Hell D (1982) Ehen depressiver und schizophrener Menschen. Springer, Berlin Heidelberg New York

Hell D (1996) Zusammenarbeit mit Angehörigen: Wunsch und Realität am Beispiel einer Schweizer Studie. In: Böker W, Brenner HD (Hrsg) Integrative Therapie der Schizophrenie. Huber, Bern

Hell D, Endrass J, Vontobel J, Schnyder U (2011) Kurzes Lehrbuch der Psychiatrie, 3. Aufl. Huber, Bern Göttingen Toronto Seattle

Herz MJ, Melville Ch (1980) Relapse in schizophrenia. Am J Psychiat 137:801–805

Hill SK, Schüpbach D, Herbener ES, Keshavan MS, Sweeney JA (2004) Pretreatment and longitudinal studies of neuropsychological deficits in antipsychotic-naïve patients with schizophrenia. Schiz Res 68:49–63

Hodgins S, Müller-Isberner R (2014) Schizophrenie und Gewalt. Nervenarzt 85:273–278

Hogarty GE, Anderson C (1986) Eine kontrollierte Studie über Familientherapie. Training sozialer Fertigkeiten und unterstützende Chemotherapie in der Nachbehandlung Schizophrener. In: Böker W, Brenner HD (Hrsg) Bewältigung der Schizophrenie. Huber, Bern

Hogarty GE, Kornblith SJ et al. (1996) Eine krankheitsspezifische Psychotherapie für Schizophrenie. In: Böker H, Brenner (Hrsg) Integrative Therapie der Schizophrenie. Huber, Bern

Huber G (1980) Langzeitentwicklung schizophrener Erkrankungen. In: Schimmelpfennig G (Hrsg) Psychiatrische Verlaufsforschung. Huber, Bern

Huber G, Gross G (1979) Schizophrenie, Verlaufs- und sozialpsychiatrische Langzeiterkrankungen an den 1975–1959 in Bonn hospitalisierten schizophrenen Kranken. Monographien aus dem Gesamtgebiet der Psychiatrie. Springer, Berlin Heidelberg New York

Jääskeläinen E, Juola P, Hirvonen N, McGrath JJ, Saha S, Isohanni M, Veijola J, Miettunen J (2013) A systematic review and meta-analysis of recovery in schizophrenia. Schizophrenia Bulletin 39:1296–1306

Jablensky A (2003) The epidemiological horizon. In: Hirsch S, Weinberger DR (eds) Schizophrenia, 2nd edn. Blackwell, London, pp 203–231

Katsching H (Hrsg) (1989) Die andere Seite der Schizophrenie – Patienten zuhause. Psychologie Verlags Union, München

Keefe RS, Bilder RM, Davis SM, Harvey PD, Palmer BW, et al. (2007) Neurocognitive effects of antipsychotic medications in patients with chronic schizophrenia in the CATIE trial. Arch Gen Psychiatr 64:633–647

Kraepelin E (1996) Psychiatrie, 5. Aufl. Barth, Leipzig

Leff J, Kuipers L, Berkowitz R, Sturgeon D (1985) A controlled trial of social interventions in the families of schizophrenic patients. Two-year follow up. Br J Psychiatr 146:594–600

Lewis CM, Levinson DF, Wise LH, DeLisi LE, Straub RE, et al. (2003) Genome scan meta-analysis of schizophrenia and bipolar disorder, part II: Schizophrenia. Am J Hum Gen 73:34–48

Lewis DA, Levitt P (2002) Schizophrenia as a disorder of neurodevelopment. Ann Rev Neurosci 25:409–432

Liberman RP, Massel HK et al. (1985) Social skills training for chronic mental patients. Hosp Comm Psychiat 36:396–403

Lötscher K, Stassen HH, Leutenegger G, Bridler R (2012) Gastfamilien – Gemeindenahe Versorgung für akut psychisch Kranke. Swiss Archive for Neurology and Psychiatriy 163(7):245–251

Machleidt W, Haltenhof H, Garlipp P (1999) Schizophrenie – eine affektive Erkrankung? Schattauer, Stuttgart

Mattmann F (1988) Das verlorene Ich, Tagebuch einer Mutter, 3. Aufl. Zytglogge, Bern

McGrath J, Saha S, Welham J, Saadi OE, McCauley C, Chant D (2004) A systematic review of the incidence of schizophrenia: the distribution of rates and the influence of sex, urbanicity, migrant status and methodology. BMC Medicine, 2

Möller H-J, Laux G, Deister A (2009) Psychiatrie und Psychotherapie, 4. Aufl. Thieme, Stuttgart

Orwell G (2008) Nineteen Eighty-Four. Penguin, London

Patel KR, Cherian J, Gohil K, Atkinson D (2014) Schizophrenia: overview and treatment options. P&T 39:638–645

Paulzen M, Schneider F (2014) Schizophrenie und andere psychotische Störungen im DSM-5. Zusammenfassung der Änderungen gegenüber DSM-IV. Nervenarzt 85:533–542

Rey WA, Chung CP, Murray KT, Hall K, Stein CM (2009) Atypical antipsychotic drugs and the risk of sudden cardiac death. New England Journal of Medicine 360:225–235

Riley B, Asherson PJ, McGuffin P (2003) Genetics and schizophrenia. In: Hirsch S, Weinberger DR (eds) Schizophrenia, 2nd edn. Blackwell, London, pp 251–276

Roder V, Brenner HD, Kienzle N, Hodal B (1992) Integriertes Psychologisches Therapieprogramm für schizophrene Patienten (IPT). Psychologie Verlags Union, Weinheim

Rund BR, Borg NE (1999) Cognitive deficits and cognitive training in schizophrenic patients: a review. Acta Psychiatr Scand 100:85–95

Saha S, Chunt D, Welham J, McGrath J (2005) A systematic review of the prevalence of schizophrenia. PLos (Public Library of Science) Medicine 2:0413–0433

Scharfetter C (1987) Definition, Abgrenzung, Geschichte. In: Psychiatrie der Gegenwart, 3. Aufl., Bd 4: Schizophrenien. Springer, Berlin Heidelberg New York Tokyo

Scharfetter C (1990) Schizophrene Menschen, 3. Aufl. Psychologie Verlags Union Urban & Schwarzenberg, München

Schneider F, Falkai P, Maier W (2012) Psychiatrie 2020 plus. Perspektiven, Chancen und Herausforderungen. 2. Aufl., Springer, Berlin

Schüpbach D, Hill SK, Sanders RD, Hell D, Keshavan MS, Sweeney JA (2004) Early, treatment-induced improvement of negative symptoms predicts cognitive functioning in treatment-naïve first-episode schizophrenia: a 2-year follow up. Schiz Bull 30:837–848

Schüpbach D, Seifritz E (2014) Pharmakotherapie der bipolaren Störungen und der Manie. Zeitschrift für Psychiatrie, Psychologie und Psychotherapie 62:243–254

Spitzer M (2012) Digitale Demenz. Wie wir uns und unsere Kinder um den Verstand bringen. Droemer, München

Strauss JS (1997) Processes of healing and the nature of schizophrenia. In: Brenner HD et al. (eds) Toward a comprehensive therapy for schizophrenia. Hogrefe & Huber, Seattle

Süllwold L (1982) Zum Einfluss von Sekundärreaktionen auf die Langzeitentwicklung schizophrener Psychosen. In: Beckmann H (Hrsg) Biologische Psychiatrie. Thieme, Stuttgart

Sullivan PF (2005) The genetics of schizophrenia. PLos (Public Library of Science) Medicine, 2:0614–0618

Tienari P (1992) Implikationen aus Adoptionsstudien zu Schizophrenie. In: Brenner HD, Böker W (Hrsg) Verlaufsprozesse schizophrener Erkrankungen. Huber, Bern

Twamley E, Jeste D, Lehman A (2003) Vocational rehabilitation in schizophrenia and other psychotic disorders. A literature review and meta-analysis of randomized controlled trials. J Nerv Ment Dis 191: 515–523

Vaughn C, Leff J (1976) influence of family and social factors on the course of psychiatric illness. Br J Psychiat 129:125–137

Vaughn C, Leff J (1977) Umgangsstile in Familien mit schizophrenen Patienten. In: Katsching (Hrsg) Die andere Seite der Schizophrenie. Patienten zu Hause, Fortschritte der Sozialpsychiatrie, Bd 2. Urban & Schwarzenberg, München

Vollenweider F, Hell D (1998) Wie viele Schizophrenien gibt es? Magazin Uni Zürich 3/Bull ETHZ 271:36–93

Walsh M (1985) Schizophrenia. The warner home medical library. World Health Organization (WHO) (1973) The international pilot study of schizophrenia. WHO, Genf

World Health Organization (1993) The ICD-10 classification of mental and behavioural disorders, WHO, Genf

Wunderink L, Nieboer RM, Wiersma D, Sytema S, Nienhuis FJ (2013) Recovery in remitted first-episode psychosis at 7 years of follow-up of an early dose reduction/discontinuation or maintenance treatment strategy: long-term follow-up of a 2-year randomized clinical trial. JAMA Psychiatry 70:913–920

Zerbin-Ruedin E (1971) Genetische Aspekte der endogenen Psychose. Fortschr Neurol Psychiatr 39:459–494

Zerssen D v (1977) Konstitutionstypologische Forschung. In: Strube G (Hrsg) Psychologie des 20. Jahrhunderts. Kindler, Zürich

Zubin J, Spring B (1977) Vulnerability – a new view of schizophrenia. Journal of Abnormal Psychology 86:103–126

Sach- und Personenverzeichnis

A

B

C

D

E

F

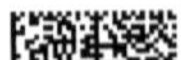